Viva La Vida Saludable Y Sin Dolor

Dr. Pacifico Escobar. N.D.

DEDICATORIA

Quiero dedicar este libro a mis consultantes que son la fuente de toda la experiencia adquirida durante los años de mi práctica clínica.

A mi familia, mis hijos Liliana y Francisco mi esposa Nayibe, que me alientan en mis proyectos, ellos son los integrantes de la empresa llamada familia que Dios me concedió administrar.

A mis amigos y miembros de la iglesia, que me inspiran, a todos los niños y pequeñines, a quienes adoro, y de quienes aprendo mucho, recuerdo especialmente a Carlos Esteban, creo que ese era el nombre de un bebé que recuerdo desde cuando yo era aun pequeño, y de quien aprendí a soñar con proyectos, fijar metas y obtener logros, al ver a mi corta edad, como aprendía él a caminar, ponía objetivos que iban creciendo en distancia con cada nuevo intento, esto dejó en mi memoria una lección de vida que es imborrable.

A mi maestro y mentor el Doctor Jorge Arturo Casas Novas, director de Insuhtenaven de quien recibí mi formación como doctor en homeopatía en aquel instituto que funcionó en Caracas Venezuela, pero que por causas políticas, conocidas por todos, desapareció.

A mi pastor Carlos Alejo Urrego y a todos los miembros de la iglesia en donde me congrego, sus enseñanzas son valiosas y son luz para mi caminar diario.

A todo el cuerpo docente y a la institución Trinity School of Natural health, a su presidente Julie Kline de quienes recibí mi formación como Doctor en Naturopatía en los Estados Unidos de América.

A mis asistentes, Diana Cano y Doris Vera, cuya colaboración diaria es valiosa en la atención a mis consultantes y en el desarrollo de toda mi actividad como médico Naturópata.

A mi madre que dedicó todo su esfuerzo y sabiduría innata por inculcar valores y principios en mí; luchadora incansable de quien aprendí lecciones de vida inolvidables, y con sus consejos despertó en mi el espíritu de un investigador.

TABLA DE CONTENIDO

RESPONSABILIDAD.

La información y las recomendaciones contenidas en este libro se basan en la capacitación, experiencia personal, extensa investigación, y en otras publicaciones acerca del tema.

El autor de este libro no da consejos médicos ni receta, directa o indirectamente, el uso o no de medicamentos, AL LECTOR, como forma de tratamiento sin el consejo de un médico que lo asista.

La intención del autor es sólo ofrecer información sobre estas experiencias narradas para el bienestar del ser humano y para ayudar informando al público, sobre los efectos de la deshidratación y la desnutrición, y sus efectos que dañan al cuerpo desde la niñez hasta la vejez.

Este libro no tiene la intención de reemplazar el consejo médico profesional. Al contrario, compartir esta información con el médico que lo asiste es sumamente deseable.

La aplicación de la información y recomendaciones explicadas en este libro deberán ser tomadas por los individuos a su propio riesgo.

La adopción de la información debe respetar el seguimiento estricto de las instrucciones dadas sobre el tema.

Las personas con historia clínica de enfermedades graves y bajo supervisión profesional particularmente aquellos con enfermedad renal aguda, no deben utilizar la información contenida en este libro sin la supervisión del médico que los asiste.

Todas las recomendaciones contenidas en este libro se hacen sin la garantía del autor o el editor, sus agentes o empleados. El autor y el editor renuncian a toda responsabilidad con respecto al uso de la información presentada aquí.

RECONOCIMIENTOS.

Reconocimiento especial para A.S.Chanaka Salgado por el magnífico trabajo realizado con su creatividad en el diseño de la cubierta de este libro.

Reconocimiento al Doctor Jorge Arturo Casas Novas Ruiz, mi mentor y maestro quien ha aceptado el encargo de escribir el prólogo para esta obra.

Mi reconocimiento especial a todos mis lectores, y a quienes consideren que esta obra es de interés y pueda ser recomendada en su círculo de amigos y ayudar a difundir sus bondades.

Reconocimiento a quienes con su crítica han expresado su comentario sobre esta obra.

Dr. Pacífico Escobar N.D.

PRÓLOGO

Este libro titulado Viva la vida saludable y sin dolor consiste en una interesante investigación del Doctor en Naturopatía y médico homeópata, Dr Pacifico Escobar, que expresa en lenguaje sencillo y contundente los sabios consejos para obtener una vida saludable y sin dolor mediante la utilización de los remedios que nos brinda la naturaleza y que debido a los avances de la civilización moderna, se han olvidado, lo que está causando que la humanidad, esté sufriendo por el deterioro del medio ambiente, pues la sociedad de consumo, con el afán de lucro, ha destrozado y contaminado el aire que respiramos, el agua que consumimos, los bosques que nos dan oxigeno, el suelo donde se cultivan las plantas que nos alimentan y nos curan, los mares que purifican el planeta, todo esto se está arruinando por la utilización masiva de combustibles fósiles, como el petróleo y el carbón, que están ocasionando el recalentamiento global, pero debido a las grandes inversiones de capital, de empresarios poderosos, con sus multinacionales de todo tipo, los políticos que engañan a los pueblos y no rinden cuenta a los ciudadanos que los han elegido como gobernantes, y se prestan por sus propios intereses, aprobando programas que lesionan a la naturaleza y la vida en nuestro planeta, pues ya existen energías limpias alternas no contaminantes, que pueden reemplazar el uso del petróleo y sus derivados, que hasta el presente se utilizan en las industrias.

Este libro nos abre los ojos y nos alerta de las cosas que debemos hacer para no sufrir de enfermedades y dolores evitando consumir lo que nos hace daño para nuestra salud y bienestar.

Existe una conspiración contra la humanidad por parte de una elite que se conoce como "los amos del mundo", que desean el despoblamiento del planeta, pues alegan que a causa de la superpoblación mundial no hay alimento para todos, pero sabemos que en los países desarrollados se bota y desperdicia mucha comida, que podría abastecer a los países del tercer mundo, también con una buena asesoría enseñar a los países a producir con agricultura biológica sana, con ausencia de abonos químicos dañinos y de insecticidas. químicos, aminorando la cantidad de ganado vacuno, reemplazándolo con ganado menor, como en la antigüedad bíblica.

El tema central de esta obra, en cuanto a salud, es que todas las enfermedades se deben al estado de deshidratación del organismo humano por falta de consumir agua pura, cristalina y no simplemente agua potable desprovista de minerales y de la intoxicación con medicamentos sintéticos y no naturales, lo mismo que el uso moderado de los rayos del sol y de la actividad física, porque la vida es movimiento, que nos ayuda a vivir de forma natural y sin dolor, sin vicios adictivos.

Agradecemos al autor por este aporte que nos aclara estos temas tan vitales para la salud.

Dr. Jorge Arturo Casas Novas Ruiz

Médico homeópata, graduado en medicina preventiva y salud pública Universidad de La Laguna- Islas Canarias España.
Secretario general del colegio de homeópatas y terapeutas alternativos de Venezuela.
Doctor en Gerontología Southwestern University Tucson Arizona U.S.A.
Miembro del Consejo Nacional Homeopático de Colombia.

CAPÍTULO 1
LO QUE ENCUENTRO EN LA CONSULTA

Quienes tenemos el privilegio de ayudar a otras personas en sus problemas de salud, podemos darnos cuenta de una verdad indiscutible, las personas buscan ayuda cuando tienen molestias en su salud, pero casi siempre, la mayor motivación se da ante el dolor, podríamos decir que el dolor es nuestro aliado, para el enfermo porque su cuerpo esta avisando con gritos desesperados que hay algo que no anda bien, y para nosotros los médicos porque gracias al dolor podemos entrar a dar solución a ese problema, cuando hablo de solución no me refiero a calmar el síntoma o dolor sino a atacar de raíz el problema.

Soy médico Naturópata, y en mi práctica clínica diaria, he encontrado que el hombre enferma básicamente por haber alterado el diseño original de la creación, para que entiendas a que me refiero, hablo de la alteración de elementos como los alimentos, el agua, el aire, nuestra atmósfera, nuestros medios de locomoción y transporte, la introducción de elementos químicos, los pesticidas, los plásticos, los agro tóxicos, las radiofrecuencias, las ondas cortas etc.

A mi juicio hay dos elementos que son la causa de todos los males, ellos son la deshidratación por la intervención del hombre al alterar el agua, y la desnutrición y acumulación de toxinas por la manipulación dada por el hombre a los alimentos. Note bien que son dos elementos agua y alimento los manipulados, considero que estos dos son los mas importantes.

1

Encuentro también desinformación e ignorancia acerca de estos dos temas, que tal vez es adquirida por la influencia social y cultural que nos enseñan a violar flagrantemente las leyes establecidas, por la naturaleza y por ese arquitecto perfecto, creador de este asombroso y perfecto orden natural.

Es esta la razón que me llevó a escribir esta obra para alcanzar a muchas personas que sin asistir a mi consulta puedan beneficiarse de las enseñanzas que doy a mis consultantes; no voy a tratar los procedimientos terapéuticos que utilizo, sino que, de manera sencilla, pretendo que mientras leas este libro sientas que estas frente a tu médico como consultante. Me llenaría de satisfacción si logro que con la lectura de este libro hagas tan solo uno de los varios cambios que propongo para tu bienestar.

He incluido en esta obra un capítulo especial sobre la obesidad, que espero sea de mucha ayuda para aquellos que lo necesiten, lo incluyo por la gran necesidad que hay respecto de este tema, pues la obesidad es ya una epidemia que vemos por todas partes, y es un problema creado por el hombre. Tuve la oportunidad de visitar la ciudad de Taichung en Taiwan y allí visité el Knight Market que es una plaza de comidas de todo tipo, quedé sorprendido al ver niños de 10 años completamente obesos. Se llevaron el problema que creamos en occidente para su país.

Está en mis planes futuros compartir con mis lectores nuevas obras en las que pienso tratar temas específicos de salud abordando cada tema por edades y sexo, así por ejemplo tendremos temas de salud para el bebé, para el anciano, salud femenina, salud masculina; mi próximo libro tratará acerca de como sanar tus rodillas sin cirugía.

Espero que la acogida de esta obra sea motivo de regocijo y estímulo para emprender ese proyecto que por ahora está como un proyecto en mi mente.

Tengo un espíritu de investigador y, tal vez por esta razón, no dejo de sorprenderme con la perfección de la creación, todo está perfectamente diseñado, el asombro debe estremecer a cualquier persona que sea analítica y observe con detenimiento crítico la belleza y perfección de lo creado, pienso que El creador es perfecto, su creación es perfecta y su funcionamiento perfecto, basta observar el ciclo del agua, como en este ciclo intervienen tantos elementos el sol, el mar, las plantas, el agua, entre otros muchos, para dar como resultado final un equilibrio hídrico en el planeta, o ver el maravilloso cuerpo humano y quedar maravillado delante de su complejidad, observar el día y la noche, los astros y la inmensidad de la bóveda celeste, la belleza de una flor que conmueve con su hermosura, la diminuta masa de las pequeñas aves que nos alegran con sus encantadores cánticos, la tierna sonrisa de un bebé, ver la frescura del campo y sus productos que brotan para nuestro sustento, cualquier ser humano debería quedar extasiado con las maravillas de esta perfecta creación.

El relato creacionista dice que todo fue creado para el hombre, quiero mencionarlo como simple referencia para comparar ese relato creacionista con mi punto de vista, en el relato se asegura que todo lo creado es bueno, para mí esta palabra bueno, es el equivalente de perfecto. Este relato parece fantasioso, pero cuando vemos más detenidamente algunos detalles podemos concluir que hay congruencia entre sus relatos y la creación misma.

Se asegura que Dios creó al hombre del polvo de la tierra, si nos detenemos a ver la composición del cuerpo humano quedamos sorprendidos al ver que efectivamente tenemos todos los componentes de la tierra, llevamos en nuestros cuerpos todos los minerales que componen el suelo, y además en las proporciones en las que se encuentran presentes en la tierra.

Asegura también este libro, que Dios creó al hombre el sexto día, y que antes de crear al hombre, fueron creados otros elementos que servirían para preparar el escenario perfecto para alojar a este ser humano llamado corona de la creación, esto me hace suponer que todo lo creado fue hecho para contribuir al bienestar y la salud de este huésped que debe ocupar el paraíso para él preparado, y lo pienso pero también lo compruebo, pues dentro de esas cosas creadas, anticipadamente, se encuentra el sol indispensable para la buena salud del hombre, el aire con una mezcla de componentes que mantienen al hombre vivo y saludable, un suelo rico y nutrido de minerales del que brotan frutos llenos de energía que alimentan al hombre, por eso quiero incluir en esta obra algunos de estos elementos para que juntos tratemos de entender su función en la salud del ser humano, espero que ustedes me acompañen en esta aventura y juntos veamos uno a uno algunos detalles de perfección en ellos, pero también juntos veamos, como la intervención tergiversadora del hombre ha venido echando a perder el propósito original, alterando la naturaleza de estos elementos creados, y se ha iniciado un proceso que por su torpeza viene perjudicando la salud de todos.

Finalmente luego de contemplar esos aspectos, juntos aprenderemos a corregir esas fallas para llevar los elementos que hemos estropeado hacia un punto más cercano a su punto natural de creación, y así hacer que nuevamente sean amigables y aprovechados en nuestro beneficio y disfrutar de mejor salud.

Como les dije en el párrafo anterior fueron creados elementos que tienen que ver directamente con proporcionar calidad a la vida del hombre y que por esta misma razón son vitales para que la humanidad disfrute de una vida saludable.

Los elementos creados y que trataremos, en el orden presentado son:

El sol.
El aire.
El agua – deshidratación.
La actividad física y el descanso.
El suelo.
Los alimentos.

Todos estos elementos mantienen una interacción directa con el cuerpo humano, el hombre y su fisiología.

La salud del hombre no depende exclusivamente de su organismo físico sino que somos seres que tenemos otras áreas que afectan nuestra salud esas dos áreas son el área espiritual y el área emocional, en esta obra trataremos únicamente el aspecto fisiológico del hombre, la interacción de estos elementos con nuestra parte física.

Si te has podido dar cuenta los dos aspectos más importantes son el agua y su insuficiencia, que causa, la deshidratación, y en los alimentos la carencia de valor nutritivo que tiene que ver con la desnutrición; además de la contaminación con sustancias tóxica. Acompáñame al siguiente capítulo para que entremos en materia.

CAPÍTULO 2
EL SOL Y SU IMPORTANCIA PARA NUESTRA SALUD

El sol es el astro rey tiene una temperatura de 6.000 grados centígrados, en sus manchas esta temperatura puede descender a unos 4.000 grados centígrados.

La energía solar se crea en el interior del Sol, donde la temperatura llega a los 15 millones de grados, con una presión altísima que provoca reacciones nucleares. Se liberan protones (núcleos de hidrógeno), que se funden en grupos de cuatro para formar partículas alfa (núcleos de helio).

Cada partícula alfa pesa menos que los cuatro protones juntos. La diferencia se expulsa hacia la superficie del Sol en forma de energía. Un gramo de materia solar libera tanta energía como la combustión de 2 millones de litros de gasolina. Esta reacción atómica se produce en el núcleo solar.

La capa del sol que podemos observar desde nuestro planeta es la fotósfera que es una capa delgada, de unos 300 Km. Desde aquí se irradia luz y calor al espacio. La temperatura es de unos 5.000°C.

En la fotósfera aparecen las manchas oscuras y las fáculas que son regiones brillantes alrededor de las manchas, con una temperatura superior a la normal de la fotósfera y que están relacionadas con los campos magnéticos del Sol.

Pero veamos un poco más en detalle algunos aspectos que me

permiten afirmar que la creación es una obra perfecta, realizada, sin duda, por un ser perfecto.

LA DISTANCIA DEL SOL Se ha establecido que la distancia entre el sol y la tierra es de aproximadamente 150 millones de kilómetros.

Es una distancia enorme, pero es la distancia perfecta, si el sol estuviese a unos cuantos cientos de kilómetros más cerca su calor sería tan intenso que no habría vida y nos carbonizaríamos, y si fuese lo contrario, la temperatura descendería tanto que nos congelaríamos, sin duda que esto está diseñado para mantener nuestro clima agradable y para complementarse con otras tareas de perfección milimétrica, por ejemplo, el sol cuenta con la complicidad de los océanos que permiten disipar su temperatura y a su vez iniciar el ciclo de evaporación que da inicio al riego necesario de agua, para que esta, a su vez fertilice la tierra produzca su frutos para la existencia. Es todo un sistema asombroso.

Veamos ahora la función del sol con respecto a nuestra salud, y como la afecta y en gran manera, directa e indirectamente.

Indirectamente: gracias a él tenemos alimento vegetal, gracias a él tenemos alimento animal, gracias a él tenemos agua, temperatura agradable y gracias a él, y de esto si podemos estar absolutamente seguros, es que tenemos vida. Sin él no existiríamos, este es otro de los aspectos que encajan en la perfección del orden creado.

Directamente: Acaricia con sus rayos nuestra piel permitiendo que de ese contacto nuestro organismo produzca la vitamina D,. este entre otros muchos procesos y beneficios, de los que hablaremos más adelante.

Continuando con el pensamiento plasmado en el párrafo anterior veamos como el sol es vital para las plantas, antes que para el hombre, en concordancia con el orden que nos enseña el creacionismo relatado en la biblia. El hace que las plantas tengan vida y produzcan nuestro alimento.

Consejo Medico Para Una Vida Saludable Y Libre De Dolor

Repasemos lo aprendido en nuestros años en la escuela. Las plantas necesitan del sol ya que la luz solar está hecha por radiación electromagnética que se emite como energía a través de fotones, a medida que el sol quema el hidrógeno contenido en su núcleo a millones de kilómetros de la tierra, esa radiación electromagnética la reciben las plantas de la luz del sol que nos llega a la tierra y penetran a la atmósfera, esta energía es el ingrediente clave en un proceso que es llamado fotosíntesis. La fotosíntesis es un proceso tan perfecto que nos deja perplejos, es tan vital por ser la manera en que las plantas obtienen su energía y pueden mediante este mecanismo proveer nuestros alimentos.

La fotosíntesis es el maravilloso proceso con el cual las plantas, el hombre, las algas y algunas formas de bacterias convierten la energía solar en forma de carbohidratos simples. Para lograrlo, las plantas requieren de agua, minerales tomados del suelo, dióxido de carbono, radiación electromagnética, y pigmentos de la luz como la clorofila. La fotosíntesis toma lugar dentro de las células vegetales en sus orgánulos conocidos como cloroplastos.

El resultado del milagroso proceso es que la planta toma la luz del sol y convierte la energía de la luz, en energía que la planta puede utilizar para crecer y mantenerse viva y proveernos alimento rico en esa energía que concentró gracias a la luz solar. Esto es algo extraordinario que a mí me deja atónito y no puede ser fruto del azar, sin duda obedece a un diseño, lleno de perfección.

Sin la fotosíntesis no existiríamos. El relato mencionado dice que primero se creó el sol luego las plantas, la vida tal como la conocemos no sería posible en la tierra sin la fotosíntesis. Es por esto que todas las plantas y los animales dependen del sol para conseguir su energía, incluso los animales carnívoros.

Mientras que el animal carnívoro no come plantas directamente, muchos de ellos comen animales que si comen plantas, el león macho una vez sometida la presa se da su banquete y toma el contenido de jugos de las hiervas depositadas en el vientre de su presa herbívora. En otras palabras, el carnívoro depende de forma indirecta de la vida de las plantas para su supervivencia. Sin el sol no puede haber vida vegetal. Sin la vida vegetal no puede haber vida animal. Es todo un perfecto engranaje de eventos que se complementan entre sí.

El hombre no escapa de este beneficio provisto por su creador, si deseamos una buena salud, nos es necesario tomar baños de sol.

El sol produce a través de nuestra piel la vitamina D, "la vitamina del sol" que a su vez facilita la producción de una hormona llamada calcitriol, esta hormona está encargada de regular el metabolismo del fósforo y el calcio en nuestro organismo.

Es tan evidente el efecto benéfico del sol que hemos oído decir que el médico recomendó un clima caliente, mas soleado, para aquellos que padecen ciertas dolencias como artritis, o enfermedades pulmonares.

Hemos venido hablando de una obra perfecta, pero esa perfección se ve amenazada y sufre alteraciones que perturban el propósito para el cual fue diseñada, sin duda el hombre ha venido alterando esas leyes naturales.

La obra del hombre no es perfecta pero si destructora, el hombre ha pervertido todos los elementos que Dios ha provisto para nuestra salud, y lo ha hecho por una sola razón su ambición su avaricia, la misma biblia afirma sabiamente en una frase que explica de donde surgen todos los males, "raíz de todos los males es el amor al dinero" por ese amor al dinero el hombre ha emprendido una carrera que no es más que su obra de destrucción, y es esa obra humana la que ha hecho que pongamos en entredicho el beneficio del sol, haciendo que escuchemos decir que el sol no es bueno y que exponerse a él nos puede traer como consecuencia cáncer de piel, pero este mal es debido a la destrucción de la capa de ozono, por parte del hombre.

El beneficio del sol no da lugar a dudas, pero hemos aprendido a huirle, pues se nos enseña que el sol produce cáncer, que sus radiaciones son peligrosas, mas adelante cuando veamos el tema del aire, hablaremos un poco de la capa de ozono, encargada de protegernos de la radiación ultravioleta, esta capa de ozono la hemos destruido con aerosoles CFC Cloro Fluoro Carbonados utilizados en refrigeración, por fortuna la capa de ozono se está recuperando en la Antártida.

Para comprobar que el sol no produce daños debemos remontarnos a la época antigua en donde a pesar de estar expuestos al sol por varias horas, los hombres que realizaban sus faenas diarias de trabajo exponiendo sus lomos al sol, no sufrían de ningún tipo de cáncer de piel.

Aquí entra el hombre a jugar su papel de destrucción a la creación perfecta, y no es el sol el causante de estos males, sino el daño que el ser humano a causado en la atmósfera, alterando su composición natural, esta alteración hace que se conjugue con el sol para causarnos daño en vez de brindarnos todo su bien.

Otro aspectos son las grasas usadas en la antigüedad, eran grasas de origen animal; pero por amor al dinero el hombre ha creado industrias muy lucrativas que producen aceites y grasas semi sintéticas conocidas como grasas trans o aceites hidrogenados o parcialmente hidrogenados que mejoran el sabor de las comidas, les da a los alimentos suavidad y una textura agradable, estos aceites desnaturalizados alteran el alimento provisto por la creación.

Existen dos tipos de grasas trans las naturales y las artificiales, no naturales.

Las grasas trans naturales se forman en el estómago de los animales rumiantes cuando las bacterias digieren la grasa.

Por este motivo, podemos encontrar este tipo de grasas en algunos alimentos de origen animal, como la carne o los productos lácteos.

Sin embargo, la cantidad de grasas trans naturales presente en los alimentos es muy reducida y no hay motivos para preocuparnos.

Además, de acuerdo con varios estudios, el consumo moderado

de grasas trans producidas por rumiantes no tiene efectos nocivos en la salud.

Las grasas trans artificiales o industriales son grasas hidrogenadas que se elaboran mediante la introducción de moléculas de hidrógeno en un aceite vegetal.

Este proceso se conoce como hidrogenación y es el utilizado para fabricar aceites vegetales como el de soya, girasol o canola, a propósito el nombre canola fue cambiado porque realmente lo que comes es aceite de *COLZA* que es usado en el norte de Europa para alumbrado y también como condimento.

Hubo una intoxicación masiva por consumo de aceite de COLZA en 1981 en España, por esta razón se hizo necesario cambiar su nombre, hoy lo conocemos como *CANOLA CANadian Oil Low Acid* que traducido es aceite canadiense bajo en acido, ¿bajo en acido? ¿De qué acido hablan? Del acido Erúcico causante, en 1981, del *síndrome del aceite toxico de colza*. El contenido de este acido en la semilla de colza es de un 50% en promedio.

Escribiendo estas líneas recuerdo a alguno de mis allegados cuando orgullosamente dice que compra el mejor aceite, Yo compro aceite CANOLA.

La hidrogenación requiere el uso de altos niveles de presión, hidrógeno y catalizadores de metal y su resultado es la alteración de la estructura química del aceite:

Alteración de su estado líquido que pasa a sólido.
Mayor duración del periodo de caducidad.
Mutación de las grasas insaturadas del aceite en grasas trans.

Así es cómo nuestra sabiduría, alentada por la codicia, nos ha convertido en los creadores de las conocidas grasas trans artificiales.

Una técnica no natural que además de alterar las grasas insaturadas altera nuestra bioquímica.

Esta alteración bioquímica se ha relacionado en diversos estudios científicos con enfermedades cardiacas, diabetes, obesidad abdominal, procesos inflamatorios, daños en el endotelio de los vasos sanguíneos, cáncer etc. etc.

Pero a través de mi práctica clínica y mediante la observación puedo agregar que este tipo de grasas trans, combinado con la toxicidad química de otros alimentos han alterado nuestra capacidad de relacionarnos con nuestra estrella natural, el sol, que fue creado para nuestro bienestar.

Esto nos ha llevado a culpar al sol y no al hombre del aumento en los casos de cáncer de piel. Cuando realmente es el consumo de estas grasas procesada y desnaturalizada lo que ha alterado nuestra capacidad de exposición al sol aunado al daño causado a la atmósfera.

Acompáñame a ver y de manera rápida como se producen los dos tipos de aceite, el de prensado en frio o aceite extra virgen, y el de extracción industrial.

El aceite extra virgen o de prensado en frio se produce prensando las semillas oleaginosas, así se obtiene un aceite que no lleva procesos adicionales, pero se presenta un detalle no conveniente para la industria, un alto porcentaje de aceite se queda en las semillas, no se extrae todo el contenido de aceite, el amor al dinero no permite este desperdicio, eso, es para ella, botar los billetes a la caneca de la basura, la solución es depositar las semillas en disolventes, para que el disolvente extraiga todo el material oleaginoso de las semillas, luego se centrifuga para que la fuerza centrifuga expulse al exterior el solvente cargado de aceite, aquí se debe iniciar un proceso desnaturalizante con sustancias químicas para eliminar olores y procesos de condensación que requieren altas temperaturas, resultado final, aceite perjudicial para nuestra salud.

Como siempre el hombre hace el daño pero tiene la solución, pero la solución planteada por el hombre siempre es una solución imperfecta, esa solución ha puesto de moda usar bloqueador solar, otra industria lucrativa que vende millones en dólares, pero es esto una solución sensata? Definitivamente no, lo que logramos con esto es empeorar la condición de salud; ya estamos repletos de sustancias químicas, que veremos más a fondo en el capítulo correspondiente a los alimentos, y ahora con este tipo de productos químicos aplicados sobre la piel logramos es llevarlos, por la volemia, al interior de nuestro sistema orgánico entorpeciendo el buen funcionamiento bioquímico y alterando nuestro equilibrio dinámico natural.

El sol también nos hace sudar, algún necio podría asegurar que esto es inconveniente o malo, pero es todo lo contrario, esto nos ayuda a eliminar toxinas a través de la piel, claro que este proceso trae consigo olores desagradables en nuestras axilas y para evitarlo usamos desodorantes, que en su mayoría contienen aluminio en sus formulas, al aplicarlo sobre nuestra piel tenemos consecuencias negativas en nuestra salud, el aluminio se cuela al interior de nuestro organismo por vía transdérmica; causando nódulos y quistes en nuestros cuerpos, que suelen ser malignos, e inflaman nuestros ganglios linfáticos; las soluciones creadas por el hombre y por el modernismo, traen complicaciones aun mayores pues la presencia de altos niveles de aluminio en el ser humano que se ha relacionado con el Alzheimer.

Creo que no hay duda en ninguno de mis lectores de la capacidad de absorción transdérmica que tiene nuestra piel, de niño recuerdo la experiencia vivida con una mascota, eso sin duda, lo han conocido muchos de ustedes, el perrito tiene pulgas en su pelaje, las pulgas son tan inquietantes que el animal se rasca y el efecto es una llaga producida por sus propias uñas, la solución es sencilla, aplicar un veneno liquido para insectos y pulgas y así permitir que el cachorro descanse de su tormento, aplicamos el liquido pero el resultado nos hace ver que efectivamente la piel es como su propia boca, la vía transdérmica ha ocasionado la muerte del cachorro. Por esta razón las abuelas conocedoras de esta propiedad de la piel aplicaban, con frecuencia, emplastos.

Conclusión el sol es bueno como se afirma en el relato de la creación, y como nuestro sentido de análisis y sentido común nos lo permiten ver, pero estamos haciendo las cosas mal, hemos cambiado o nos han cambiado por conveniencia para ciertas industrias y para la economía y el aparato productivo, nuestros hábitos alimenticios y hoy consumimos con total normalidad este tipo de grasas que afectan nuestra salud sin que lo percibamos, quiero que en este capítulo usted adquiera la conciencia y la sabiduría para hacer cambios en su dieta y en la adquisición de su cesta básica.

El sol es el mejor aliado de su salud, Nuestro creador nos lo ha dejado para nuestro bienestar, está dentro de los elementos que nuestro cuerpo necesita para mantenerse saludable, comprendamos que lo que consideramos perjudicial en el sol, no es consecuencia de una falta de perfección en el diseño de la creación sino una consecuencia de la violación al orden natural establecido por el creador.

Usted necesita la helio terapia, esto es, tomar baños diarios de sol para mantener una salud envidiable, algunos de los beneficios que usted va a experimentar, entre otros, son los siguientes:

Rejuvenece la piel y la mejora, en general, incluso en caso de acné.
Atenúa enfermedades autoinmunes de la piel, como la psoriasis.
Benefician a las personas con problemas reumáticos.
Previenen el raquitismo y la osteoporosis.
Beneficia la salud cardiovascular.
Combate las infecciones bacterianas.
Tonifica el sistema inmune.
Regula la hipertensión.
Los baños de sol son relajantes y des estresantes.
Producen sensación de bienestar y mejoran el estado del ánimo, beneficiando a las personas con depresión y previniendo la aparición de la misma.
Beneficia el descanso al aumentar la melatonina.
Mejora la vida sexual de los hombres porque la vitamina D estimula la producción de la testosterona.

Espero que con esos beneficios, nos animemos a tomar baños de sol diariamente y así, lograr también el beneficio de una apariencias hermosa en nuestra piel debido al bronceado que obtendremos. Pero también eliminemos o al menos disminuyamos de manera ostensible el consumo de grasas elaboradas.

CAPÍTULO 3
LA ATMÓSFERA - EL AIRE

El aire es invisible, no podemos verlo, pero sabemos que es real que existe porque nos mantiene con vida.

Cualquier persona sabe que no puede vivir sin respirar el aire de la atmósfera, si carecemos de este elemento vital sentimos morir y sabemos que morimos por asfixia.

Veamos en detalle si este elemento vital tiene características de perfección y cualidades diseñadas especialmente para la vida en nuestro planeta.

En primer lugar todo conocemos algo que se llama atmósfera, la atmósfera está compuesta por aire, el aire forma la atmósfera, pero ¿Para qué nos sirve esa cosa llamada atmósfera? veámoslo más detalladamente.

ES UN ESCUDO. Impide que las radiaciones ultravioletas emitidas por el sol lleguen a afectarnos a nosotros los seres vivos.

La atmósfera en sus capas superiores tiene una capa de ozono, este gas se encarga de absorber los peligrosos rayos ultravioleta que emite el sol.

Regula la temperatura del planeta, junto con otros elementos involucrados en este perfecto mecanismo, pero esta capa se encarga de formar un techo que conocemos como efecto invernadero en el que participan el vapor de agua, el dióxido de carbono y este techo mantiene de cierto modo la temperatura para que no haya un cambio brusco de temperatura en la transición del día a la noche.

¿Pero sabe que amigo lector?, en la atmósfera, esto es en el aire, se encuentran los gases necesarios para la vida, el oxígeno, el dióxido de carbono estos dos gases son esenciales para dos procesos biológicos de suma importancia, sin los cuales la vida es imposible estos son la respiración y la fotosíntesis.

Veamos qué más podemos analizar en la composición del aire. La siguiente información corresponde a la composición del aire:

Nitrógeno: 78,0%
Oxígeno: 20.9%
Gases inertes: 0,95%
CO2:   0,03%

Claramente podemos observar que el Oxígeno, tiene una presencia de 20.9% en el aire, ¿Será fruto de la casualidad? ¿O esto obedece a un diseño perfecto para la vida?

¿Sabía usted amigo lector que el oxígeno tiene alto poder oxidante?, por esta razón es tanto benéfico como tóxico, por ser altamente reactivo el oxígeno molecular oxida los alimentos para producir energía.

El cuerpo humano tiene los mecanismos que permiten controlar o mantener el balance entre oxidación y reducción, permitiendo de esta manera y mediante esos mecanismos que no seamos afectados por el efecto oxidativo del oxígeno o estrés oxidativo.

Como el oxígeno es altamente reactivo vemos que cuando se respira en concentraciones elevadas, durante un periodo de más de 12 horas, produce irritación de las vías aéreas y destres sub esternal, tos, congestión nasal y ulceraciones en la tráquea.

Si respiramos oxígeno concentrado por más de 24 horas

podríamos presentar bronconeumonía y en general sentir una notoria disminución de la capacidad vital.

Y si respiramos altas concentraciones de oxígeno durante 100 horas o más se producen efectos graves como bronconeumonía, tos intensa y persistente, derrame pleural. Si la persona fallece, en la necropsia vamos a encontrar signos de lesión pulmonar.

Por favor medite atentamente en este dato, el aire tiene el porcentaje perfecto, exacto de oxígeno que necesitamos para respirar sin ocasionar lesiones ni daños a nuestros sistemas.

También podemos notar que el porcentaje más alto de concentración lo tiene el Nitrógeno, este es un gas poco reactivo, pero juega un papel muy importante dentro del mecanismo perfecto de la naturaleza, la capa superior del mar produce un efecto abrasivo sobre el nitrógeno y por medio de este mecanismo y la reacción producida se obtienen proteínas que flotan en la superficie marina para producir lo que conocemos como plancton marino.

Conclusión la mezcla es perfecta. Los mecanismos asombrosamente perfectos, No creo que esto tan maravilloso sea producto del azar, para mí todo esto resulta asombroso.

No estoy descubriendo nada extraordinario al contarte que el aire es vital, eso es fácilmente deducible.

Ahora veamos algunos beneficios y algunas de la funciones del aire para nosotros los seres vivos. Solo menciono algunas, se que ustedes van a poder descubrir muchas más que en algunos casos no tienen que ver con la salud, como por ejemplo saber que las ropas se secan rápidamente por su acción.

Mejora nuestro rendimiento físico.

Optimiza nuestra recuperación después del ejercicio.

Favorece los mecanismos antioxidantes del organismo si lo

combinamos con el ejercicio.

Revitaliza los mecanismos de eliminación natural de tóxicos y de células muertas, da a nuestro cerebro y a cada célula la oxigenación necesaria

Estimula la producción de colágeno y elastina además de participar en miles de procesos bioquímicos.

Nos aísla de sustancias potencialmente alergénicas y disminuye de manera significativa las dificultades respiratorias.

Reduce los riesgos de procesos infecciosos.

Ayuda a eliminar sustancias cancerígenas producidas por la contaminación ambiental.

Nos da claridad mental y energía muscular y permite la oxigenación de todos nuestros sistemas.

Ahora veamos de que manera el hombre está dañando el beneficio de este regalo brindado a nuestra salud, sencillo el mal causado se llama contaminación, hemos contaminado nuestra atmósfera, ya no tenemos aire puro. ¿Qué podemos hacer para mejorar esta situación? la respuesta es: casi nada, bueno casi, porque si hay algo que podemos hacer pero se requiere del compromiso y la voluntad de todos, y eso es un tanto difícil de lograr, mas adelante veremos cómo podemos contribuir a solucionar el problema, cuando hablemos de las dos mayores fuetes de contaminación en el planeta, mientras tanto estamos sometidos a padecer las consecuencias de no tener un aire puro.

¿Qué puede suceder entonces con nuestra salud? Sin duda al no tener el aire puro que necesitamos vamos a flaquear, porque el diseño perfecto así lo ha establecido.

¿Qué ha hecho que contaminemos y dañemos el planeta? nuevamente el amor al dinero que es raíz de todos los males, para que lo entiendas voy a citar solamente dos industrias que tienen intereses económicos y son las mayores responsables de la contaminación de nuestro planeta.

INDUSTRIA GANADERA.

Es la fuente de contaminación más grande pero permanece oculta es imperceptible casi nadie imagina el gran daño que causa.

Produce millones de dólares en utilidades pero también millones de toneladas en contaminación y destrucción del planeta; para poder mantener una población rentable de ganado es necesario talar árboles, y ya puedes imaginar lo que eso significa.

Significa un impacto negativo en la atmósfera pues sabemos que el efecto invernadero y el cambio climático se deben al desastre causado por la tala de árboles.

En una finca ganadera se necesita un espacio de una hectárea de terreno deforestado para poder mantener con buenos pastos a dos animales, con la tecnificación de la industria ganadera, ahora es posible tener 4 cabezas de ganado por cada hectárea de bosque deforestado, realice amigo lector un cálculo rápido de lo que esto significa en cantidad de hectáreas deforestadas, si sabemos que la población de vacunos duplica la de seres humanos.

En el suelo los árboles son escudos que protegen de la erosión, ellos evitan que la capa vegetal sea barrida; en cuanto a la biodiversidad sabemos que alrededor de los bosques se desarrolla diversidad de fauna y flora, pues los bosques les brindan el hábitat perfecto, además de un impacto hidrológico, alterando el ciclo del agua pues los árboles toman el agua del suelo y la liberan a la atmósfera, y como si fuera poco, talar árboles produce daños enormes a las fuentes de agua subterránea.

Pero que decir al saber que cada animal consume en promedio 25 galones de agua por día y tal vez tú te bañas con un litro de agua para contribuir con el medio ambiente, pero hay algo mas, cada vez que un bovino hace su deposición sube a la atmósfera una gran carga de gas metano que multiplicada por los millones de bovinos produce una contaminación enorme, pues hay mas bovinos que seres humanos en nuestro planeta. Por estas razones la industria ganadera es responsable en más del 50% de la contaminación actual en nuestro planeta.

Importante es que los seres humanos podemos contribuir a eliminar este problema de manera sencilla pero que resulta un tanto complicada a la vez. No consumiendo carne bovina ni productos lácteos, esto desestimularía este renglón industrial y mejoraría nuestra salud como lo veremos más adelante en el capítulo que nos habla de la alimentación, si lo hacemos con compromiso y lo hacemos todos tendríamos grandes extensiones de tierra listas para ser reforestadas y para ser sembradas con alimentos que abastecerían nuestras mesas y mitigarían la falta de alimento en algunas regiones del planeta.

Más adelante, en el capítulo dedicado al alimento veremos cómo es perjudicial el consumo de carne y el consumo de leche y sus derivados para nosotros los seres humanos, si al leer ese capítulo adquieres conciencia de su perjuicio será para ti más fácil ayudar a recuperar tu salud y nuestro hábitat ideal, suprimiendo su consumo.

LA INDUSTRIA DE LOS HIDROCARBUROS.

Es la fuente más visible y conocida de contaminación que emana monóxido de carbono a nuestra atmósfera, es un mal necesario porque el modernismo nos ha llevado a utilizar vehículos automotores, que facilitan nuestra existencia y nos la hacen más confortable, los cuales pueden hoy funcionar con energías alternativas no contaminantes, pero así hemos creado el problema de sedentarismo, esa comodidad nos ha convertido en seres sin movimiento, podríamos decir que nos hemos convertido en humanos cómodos y perezosos.

Ante esta preocupación el hombre a diseñado fuentes alternas de energía y se han construido motores que no necesitan combustibles fósiles contaminantes, pero sabemos que sus inventores no han prosperado en darlos a conocer, sus patentes son compradas y sus inventos echados al olvido sin que se haya producido la transición a esas nuevas fuentes de energía, la razón amor al dinero, hay una industria con millones de dólares invertidos y no pueden desmontar su infraestructura ni dejar su monopolio y poderío. y seguirá contaminando y haciendo aun mas grave el problema del calentamiento global..

.

CAPÍTULO 4
EL AGUA – LA DESHIDRATACIÓN

En este capítulo espero que aprendamos mucho porque detrás del agua se esconde la mayor causa de problemas de salud, la deshidratación, y el 95% de los seres humanos no lo percibe, el principal síntoma de deshidratación en nuestros cuerpos es el dolor, en articulaciones, en la espalda, cefaleas, depresiones, obesidad, tics, infartos, cáncer, enfermedades auto inmunes, arritmias cardiacas etc.

Espero que al leer esta obra puedas comprender lo que realmente está pasando y como nosotros mismos hemos creado el problema, pero lo mejor es que también aprenderás como nosotros mismos podemos dar solución al problema, la solución es muy sencilla, esta solución está al alcance de la mano de todos, pues el agua por fortuna está muy cerca de nosotros y a un costo muy bajo, basta simplemente con abrir el grifo y ahí tenemos este regalo, *desnaturalizado*, pero ahí lo tenemos.

El agua también se conoce como el liquido vital, porque sin el agua no puede existir la vida, al menos, tal como la conocemos, este es otro de los elementos que fueron creados antes que el hombre y como vemos, es indispensable e interactúa en la perfección de ese orden creado, permitiendo que haya vida.

Está presente en la naturaleza en sus tres estados, liquido, solido y gaseoso, normalmente cuando mencionamos la palabra agua estamos haciendo referencia al estado liquido, pero en los glaciares tenemos gran cantidad de agua en estado sólido, y en la atmósfera la tenemos en su estado gaseoso.

El agua necesita de un recipiente para poderla contener, en nuestras casas utilizamos vasijas en donde podamos depositarla para poder disfrutar de sus beneficios.

Si observamos en la naturaleza, el creador diseñó un recipiente para el agua que está sobre la superficie del planeta, ese recipiente es el suelo, así tenemos que el agua de un rio corre por la superficie de la tierra, el agua contenida en los mares está contenida en el suelo, si cavamos un pozo esta agua brota y está contenida por el suelo, si el agua nace en una peña esta agua también tiene contacto con las rocas que hacen parte del suelo o masa seca del planeta, esto en otras palabras se debe a la perfección del diseño, pues el agua y el suelo interactúan siempre para nuestro beneficio. Asombroso verdad?

Pero veamos porque están en contacto estrecho estos dos elementos de la creación, el agua y el suelo. Es sencillo necesitamos minerales, y ellos no pueden ser obtenidos de otro sitio sino del suelo y el suelo necesita humedad y esta no puede ser obtenida sino del agua.

Quienes hemos podido ver el curso de un rio y los cañones formados como resultado del efecto erosivo del agua sobre las rocas podemos darnos cuenta que el agua va tallando las rocas y es en este proceso lento cuando se van tomando minerales del suelo para llevarlos a los suelos que son regados por el rio, pero también en su gran mayoría estos minerales son depositados en el mar.

Entonces podemos afirmar que el agua natural el agua ideal, el agua viva que ha sido dejada para nuestro bienestar y salud es el agua que nos aporta minerales por el contacto con el suelo.

Pensemos por un momento como era el agua que se nos dió para que bebiéramos y nos nutriera con sus vitales minerales, era un agua cristalina, un agua sin contaminación, un agua cargada de oxígeno por los golpes y caídas de altura sufridas en su curso, un agua que podemos llamar agua natural, pero que hoy no existe, no la tenemos en grandes cantidades, si existe está en lugares muy remotos donde la mano destructora del hombre no ha llegado.

Ya no existen estas fuentes de agua porque tenemos industrias que son lucrativas y producen mucho dinero, estas industrias vierten sus desechos contaminantes a los ríos, los contaminantes son metales inorgánicos, metales pesados, mercurio, arsénico, antimonio, berilio, boro, cromo, cobre, cianuro, también desechos orgánicos como etenos clorados, benceno, tolueno, xilenos, estirenos, acrilamidas etc.

Esas fuentes de agua pura ya no existen por la contaminación descrita y porque como lo vimos en el capítulo anterior la industria ganadera ha talado indiscriminadamente los árboles para tener el espacio suficiente para desarrollar su actividad industrial, pero ahora se suma otro monstruo, hijo del amor al dinero, este monstruo es el narcotráfico que sin contemplación tala árboles para sembrar coca, y lo hace en las selvas amazónicas, privándonos así de agua y de aire de calidad, sabemos que la amazonia es el pulmón de nuestro planeta;. va usted entendiendo amigo lector como estamos acabando con este regalo y como nos estamos quedando sin ríos, hay muchos que fueron navegables y que hoy son hilos de aguas negras y putrefactas llenas de contaminación y mal olor. Si continuamos por este camino vamos a quedarnos sin planeta.

Tenemos entonces un panorama sombrío que requiere una solución, nuestros ríos están contaminados la población necesita agua natural, pero eso es imposible tenemos que procesar esas aguas turbias y brindar agua potable. Afortunadamente los romanos desarrollaron la ingeniería y construyeron acueductos y ese adelanto tecnológico nos permite tener en nuestras casas agua potable pero no natural, veamos que tienen de diferente estas dos aguas, la natural y la potable.

En los acueductos se toma el agua y se trata con decantadores, sustancias químicas, como la cal, coagulantes compuestos de aluminio o hierro, soda cáustica, carbonato sódico etc. Luego el agua se filtra, finalmente tenemos agua sin contaminantes pero también sin minerales, sin los elementos que la naturaleza diseñó como indispensables para hidratar nuestros cuerpos.

Allí no termina el asunto, luego, se hace un tratamiento higiénico con cloro y flúor para terminar de desnaturalizarla, para que así se pueda consumir, desprovista de sus minerales y adicionada con químicos higienizantes.

Esto es el desastre oculto más grande que vive la humanidad. Como lo dije en el primer capítulo de esta obra este es tal vez uno de los aspectos más desconocidos por todos nosotros, esto hace que nos enfermemos y vivamos vidas llenas de dolor y sufrimiento. Todos mis Consultantes llegan a la consulta padeciendo algún grado de deshidratación y sus consecuencias.

Esos diferentes grados de deshidratación son causados por esta alteración a la naturaleza, y por hábitos impuestos que se deben corregir y que trataremos en los párrafos siguientes.

Pero antes de abordar ese tema veamos que son los minerales, los minerales son sales que facilitan los procesos bioquímicos y el reemplazo celular, los minerales facilitan la conducción eléctrica, somos unos seres eléctricos, nuestros músculos especializados como el corazón tienen sus contracciones rítmicas gracias a impulsos eléctricos que podemos medir en un electro cardiograma, esos impulsos eléctricos no serían posibles sin minerales, todos nuestros músculos se contraen y se elongan gracias a la presencia de sales minerales en nuestro sistema, aquí puede usted amigo lector darse cuenta porque padecemos molestias musculares, calambres y arritmias, e incluso infartos inexplicables, como los padecidos por personas jóvenes que tienen actividad física diariamente, y se ven saludables, con peso ideal, pero que repentinamente sufren un infarto. El cerebro funciona eléctricamente sus voltajes los medimos en un electro encefalograma, la retina y todo nuestro ser funcionan eléctricamente para mantenerse con vida, el agua con sus minerales se convierte en energía hidroeléctrica que nos permite funcionar de manera óptima.

El agua cargada de minerales facilita la conducción eléctrica, toda la comunicación de nuestro cuerpo se da por impulsos nerviosos que son pulsos eléctricos, si no tenemos una buena hidratación dada por los minerales vamos a sufrir "aislamiento eléctrico".

Para ver como las sales son conductores eléctricos, podemos recordar como en nuestro colegio se nos enseñaba a través de un sencillo experimento el papel conductor de las sales. recordémoslo.

El maestro tenía un bombillo y dos cables, los cables permiten encender y apagar el bombillo, si los unimos enciende el bombillo, o los separamos y se apaga el bombillo, una vez comprobado esto, se ponen los dos cables dentro de una cubeta con agua, observábamos que el bombillo permanecía apagado, pero cuando el instructor agregaba sal al agua, inmediatamente encendía el bombillo, es un experimento sencillo pero que nos permite ver claramente cómo las sales facilitan la conducción eléctrica.

Pero además de aportar minerales que hidratan y facilitan la conducción eléctrica el agua tiene tres funciones muy importantes en nuestro cuerpo y en la vida diaria: Limpiar, transportar y facilitar las reacciones químicas.

LIMPIAR no hay nada mejor que el agua para limpiar, en nuestros hogares empleamos el agua para ese propósito y no hay nada que la reemplace, su efecto limpiador es tan visible que no puede quedar duda en nosotros de esta propiedad fabulosa que realiza el mismo efecto en nuestro cuerpo.

Si nuestro cuerpo tiene un buen suministro de agua esta va a realizar su trabajo de limpieza ayudándonos a deshacernos de metales pesados, materiales tóxicos y contaminantes traídos a nuestro cuerpo por los alimentos, el aire no puro que respiramos, los insecticidas y los agro químicos, y los propios desechos celulares.

Este proceso de limpieza se lleva a cabo a nivel celular, una célula hidratada, con la cantidad de agua y sales minerales necesaria en su medio interno, es una célula que puede drenar los desechos celulares que se producen en los procesos internos por la producción mitocondrial de combustible ATP, y por los procesos para activar las expresiones genéticas, la producción de moléculas señalizadoras, el mantenimiento del balance Redox etc.

TRANSPORTAR. El agua es un medio ideal de transporte que el hombre ha utilizado desde la antigüedad, es el medio ideal, si no teníamos autopistas, ni vehículos ni aviones, el medio más económico y práctico era transportarnos por el agua, aprovechando su función natural.

Nuestros países tuvieron su desarrollo inicial gracias a la navegación, los ríos fueron los motores del comercio, del intercambio cultural, del desarrollo y bienestar, así de igual manera el agua en nuestro cuerpo es responsable de intercambios, bienestar y desarrollo pues nuestro cuerpo utiliza el agua para llevar los nutrientes a los sitios donde se necesitan, si no estamos lo suficientemente hidratados, vamos a sufrir estancamiento. De esta manera nuestro sistema linfático va a drenar eficientemente sus desechos, nuestro metabolismo será optimo, nuestra función digestiva inmejorable, y sobre todo mantendremos lubricados nuestros tejidos conectivos evitando el dolor en articulaciones y espalda.

Cuando pregunto a mis Consultantes si toman agua, encuentro las dos repuestas, en los dos casos la respuesta sirve para comprobar que hay deshidratación, por ahora voy a invitarte a que juntos analicemos la respuesta negativa, no tomo mucha agua.

Como lo vimos el agua es un medio de transporte que arrastra también desechos tóxicos cumpliendo además con su otra función que es limpiar, pero si no hay consumo de agua vamos a encontrar estancamiento, alta toxicidad que complica el cuadro de salud de quien lo padece. Veamos en el siguiente párrafo un ejemplo comparativo a la situación de estas personas que dicen no beber agua.

Permítanme una comparación, vamos a compararnos con un lago que tiene una entrada de agua y una salida, es decir agua corriente, cuando el lago tiene esta entrada continua de agua está lleno de vida y resplandor, hay peces, aves, cántico de pajarillos, mariposas, brisa agradable; se desarrolla a su alrededor un completo ecosistema saludable, pero si el agua en la entrada no se suministra y se obstruye la salida vamos a tener un lago que se estanca, y lentamente su ecosistema va a morir, su brisa fresca se torna putrefacta, la vida agoniza y no hay mas peces, viven pero agonizantes, las mariposas que alegraban el paisaje con sus hermosos colores se han marchado, ya no hay cántico de pajarillos. Esto mismo pasa en nuestro cuerpo si no tenemos la entrada de agua suficiente, van a agonizar los peces de nuestro cuerpo, hablo de las células y si ellas no funcionan bien, tendremos consecuencias negativas para nuestra salud, es necesario que consumamos agua *natural* para poder escapar del estancamiento aquí descrito.

Ahora analicemos la respuesta positiva: si, bebo mucha agua, veamos cómo se produce la deshidratación, pues es esta la que ha traído a esta persona a mi consulta. Creo que si vienes atento siguiendo la lectura puedes fácilmente tener la respuesta, esta persona como casi todos en el planeta bebe agua del acueducto, agua potable, agua carente de minerales, agua muerta, no bebe agua *natural*. No bebe el agua del creador. En este caso el agua también realiza su función de transporte pero en contra de la salud porque lo que hace es barrer los minerales que hay en el cuerpo y sacarlos de él mediante la orina, esto va a provocar deshidratación al interior de las células, las sales de las que carece, son las que por osmosis introducen el agua a través de la pared celular, esta deshidratación al interior de las células tiene unas consecuencias graves para nuestra salud, y las veremos más adelante.

FACILITAR LAS REACCIONES BIOQUÍMICAS. Las células de nuestro cuerpo , que se cuentan por trillones, tienen dos medios el extracelular y el intracelular, ambos están constituidos por agua salada, y la razón es que el agua es necesaria para el buen funcionamiento de nuestras células, es a partir del agua y sus sales minerales que las células fabrican nuestro combustible, el ATP, fabrican las moléculas señalizadoras, que mantienen un optimo balance Redox que va a facilitar los procesos de comunicación intracelular y extracelular, el buen estado de nuestro ADN, pero sin el agua y sus minerales enfermamos.

Debemos saber también que con la edad la proporción del medio extra celular y el medio intracelular se altera, la proporción en nuestra edad temprana es 1 : 1 con los años de vida esta proporción es 1 : 0,8 por lo cual nuestras células tienen dificultad para fabricar su ATP y dificultad para limpiarse de los desechos tóxicos originados por las mitocondrias que son nuestras plantas productoras de energía, y dificultad para llevar a cabo sus mágicos procesos por carecer de materia prima. Como vemos la edad nos lleva a padecer deshidratación, la causa de muchísimas enfermedades y dolores en nuestro cuerpo.

Veamos, antes de avanzar, algo que es muy sencillo y que lo hemos aprendido con los años de experiencia y que lo repito a mis consultantes cuando acuden a mi oficina, esto lo saben más las mujeres que han sido mamás, ellas recuerdan claramente cuando alguna vez su bebé enfermó de soltura, preocupadas llevan su criatura al médico, él les dice que el mayor peligro de la diarrea es la deshidratación, pero él no le ordena dar agua al bebe, él le indica suero oral, que puede ser casero, la madre pregunta cómo se prepara ese suero casero. La respuesta es sencilla, señora al agua agregue sal y algo de azúcar si la puede hervir y agregar rodajas de zanahoria mucho mejor, porque la zanahoria va a aportar más minerales, como puedes ver el médico ordenó para hidratar suero casero, no fue algo sofisticado simplemente sales MINERALES.

Si beber poca agua nos estanca y nos llena de tóxicos, y beber mucha nos deshidrata, porque no aporta minerales por ser agua potable, agua muerta, ¿Que debemos hacer ante tamaño problema?. La solución viene después de que tratemos aquí en este mismo capítulo el tema del agua de mar, no vamos a dejar esta agua salada por fuera de este tema, nuestro planeta está cubierto de agua de mar. El 90% del agua de nuestro planeta es agua salada.

Vamos entonces a hablar un poco del agua de mar y terminamos explicando cómo hidratarnos y qué cantidad de agua beber, espero que se torne más interesante la lectura, ante la expectativa de encontrar la solución a este gran problema.

Dejemos de lado el tema del agua dulce, acompáñame a abordar el tema del agua de mar, el agua de mar contiene más de 90 minerales que son necesarios para nuestras funciones metabólicas, recuerda como los ríos arrastran minerales que terminan en el mar, eso lo leíste atrás, pero también vimos como el mar está contenido en el lecho terrestre rico en minerales, por lo tanto la riqueza del agua marina son sus minerales, minerales que hidratan.

El mar es un regulador de la temperatura del planeta, fuente de evaporación para el ciclo del agua y regulador de contaminación en nuestro planeta, a él llegan todos los desechos que producimos los humanos, basuras, excrementos, etc.etc.

Pero sabes, el mar tiene una salinidad 4 veces superior a la salinidad de nuestro medio interno, cada litro de agua de mar tiene 36 gramos de sal, esta hiper tonicidad del agua de mar la convierte en un agente purificador o filtro de todos esos desechos, esta alta salinidad no permite que haya bacterias, pues su efecto osmótico, las revienta, no hay virus, ni hongos, por eso cuando llevas a tu familia al mar tus niños no se quejan de dolor de oído como ocurre en las piscinas.

Quiero que sepan que a finales del siglo XIX y comienzos del siglo XX vivió en Francia un hombre sabio de nombre René Quinton, este hombre sabía que la vida se originó en el mar y que el 75% de nuestro peso corporal es agua, el dedujo que el agua de nuestro cuerpo era agua de mar por lo que afirmó que el agua de mar es nuestro medio interno, el analizó el agua de mar y sus elementos, los comparó con el plasma sanguíneo y llegó a la conclusión de que el agua de mar es igual en su composición a la de nuestro medio interno que es nuestro plasma sanguíneo y nuestro plasma linfático.

Quinton se dio cuenta de que en el agua de mar se hallaban algunos elementos, en muy pequeñas cantidades, y que para su época no se habían descubierto en el plasma humano, pero él se atrevió a decir que en el futuro cuando la tecnología lo permitiera esos elementos se descubrirían como componentes del medio interno humano, hoy los conocemos como oligoelementos o elementos traza por su bajo contenido o baja presencia en el medio interno, o medio intersticial.

Quinton necesitaba probar que el agua de mar era igual que nuestro medio interno y logró hacerlo, tuvo una idea propia de un genio para probarlo.

Vio un perro callejero enfermo sin amo, lo tomó lo hirió cortando su femoral, el animal se desangraba, cuando el perro estaba sin reflejo córneo, casi agonizando, puso agua de mar en sus venas, el perro se levantó, y se mantuvo con vida, sus niveles de glóbulos rojos eran prácticamente cero, sus células blancas en igual condición, pero el paso de los días y los análisis mostraron que desaparecía la anemia y se producía fagocitosis, producción de glóbulos blancos, que le permitieron sanar la infectada herida, con el paso de los días el can finalmente se recuperó y de su estado de enfermedad paso a ser un perro saludable, esto sirvió para que el ejército Francés usara agua de mar para sus heridos en combate durante la primera guerra mundial y también para que Quinton se convirtiera en el héroe francés, el hombre más reconocido en toda Francia, porque para su época una epidemia de cólera afectó a la población de ese país y usando el agua de mar salvó muchas vidas y controló la epidemia.

Veamos ahora como algunas costumbres y bebidas producidas por el hombre contribuyen a que nos deshidratemos y a perder minerales.

Las sodas o gaseosas: muchas personas creen que si beben dos o tres litros de gaseosas o sodas, aportan el suficiente liquido para no deshidratarse, ERROR ellas carecen de minerales, no hidratan, aportan tóxicos como los colorantes, no sirven para hidratarnos, pero si acidifican nuestros cuerpos.

La cafeína, el café tiene efecto diurético, significa que produce en nosotros deseo de orinar con lo que eliminamos sales minerales en la orina que nos van despojando y causando deshidratación.

Los diuréticos químicos estos son formulados por los médicos alópatas, y lógicamente nos desmineralizan, su efecto es igual al de la cafeína, el mejor diurético y natural es el agua natural. Y como ya lo vimos el agua potable o agua de la llave es el otro elemento que ayuda a que nos deshidratemos o perdamos sales minerales.

Ahora sí, vamos a hidratarnos y voy a indicar como hacerlo con agua de mar, luego como hacerlo con agua potable, agua muerta o de la llave.

Entonces podemos hidratarnos bebiendo agua de mar y para poder beberla debemos bajar su salinidad esto lo hacemos poniendo la cuarta parte de agua de mar y el resto de agua dulce, si es un vaso, la cuarta parte del volumen del vaso con agua de mar y llenamos el vaso con agua dulce, con esto tenemos agua isotónica es decir al mismo tono de salinidad que tiene nuestro cuerpo, 9 gramos por litro.

Es necesario que bebamos de dos a tres litros diariamente, en las siguientes paginas podrás saber porque esa cantidad, que a simple vista parece muy alta pero cuando te lo explique veras que no hay exageración y que es perfectamente lógico ese volumen. A manera de información las terapias con agua de mar reciben el nombre de talasoterapias.

Bueno ya tuvimos un adelanto acerca de como hidratarnos pero recordé una promesa y es muy importante se trata de contarte cuales son los síntomas de la deshidratación crónica que padecemos, te vas a sorprender con el cúmulo de enfermedades relacionadas con este asunto.

Obesidad
Insomnio
Calambres
Infartos y accidentes cardiovasculares
Hipertensión arterial
Migrañas
Colitis y ulceras pépticas
Depresión
Cáncer
Enfermedad de Lyme es controlada
Artritis
Diabetes insulino dependiente

Diabetes insulino independiente
Enfermedades auto inmunes
Alcoholismo y adicciones
Asma
Alergias
y más de 76 enfermedades y condiciones.

Ahora si vamos a ver como hidratarnos si no tenemos agua de mar a mano, es sumamente sencillo como lo vimos en la historia del bebé con diarrea, la solución es preparar un suero que nos reponga sales minerales.

Las sales minerales que vamos a necesitar son tomadas del mar, es decir vamos a necesitar sal marina, esta sal marina debe tener una característica que es muy importante debe ser natural, sin procesar, debe ser la sal tal cual es tomada del mar, podemos consumir 5 gramos diariamente sin ningún problema, necesitamos beber dos o tres o incluso 4 litros diariamente, nuevamente esta cantidad o volumen no es exagerado, si sabemos cuál es la razón para beber tanto, y vamos a verlo enseguida.

La razón es sencilla, es porque esos dos litros y medio los perdemos diariamente, cualquier persona adulta pierde cada día dos litros y medio de agua que se escapan de su cuerpo.
Veámoslo en la siguiente lista:

Orina: perdemos diariamente litro y medio por esta vía.
Sudor: perdemos diariamente medio litro a través de la piel.
Heces fecales: al menos 300 c.c. de agua se eliminan en la humedad de nuestras deposiciones.
Respiración: cada vez que exhalamos perdemos agua, en el día por este medio podemos estar eliminando cerca de 300 c.c.

Como puedes ver no hay ningún exceso en beber dos litros y medio de agua sencillamente estamos devolviendo al cuerpo lo perdido, 5 gramos de sal al día, que eliminamos con la orina, sudor, respiración y heces fecales, y dos y medio litros de agua.
Pero todos no tenemos la misma masa corporal por lo tanto es mejor aplicar una sencilla regla que nos permitirá calcular más

exactamente la cantidad de agua que necesitamos de acuerdo a nuestro peso.

REGLA PARA CALCULAR EL VOLUMEN DE AGUA:

Debemos tomar nuestro peso en kilos expresado en onzas. Esto es muy sencillo, para comprenderlo mejor vamos a ver un ejemplo.

Si una persona pesa 100 kilos, debe tomar 100 onzas de agua, ahora bien nace una pregunta, a que equivale una onza, la respuesta es a 30 c.c. por lo tanto la persona de 100 kilos debe beber 3000cc esto equivale a 3 litros de agua cada día, salada al gusto con sal marina. Es recomendable beber antes de las comidas y después de ellas, esto prepara nuestras vías digestivas, para facilitar el proceso digestivo.

Así bebiendo agua o suero hidratante estamos permitiendo que nuestro cuerpo pueda limpiarse, tener sus reacciones bioquímicas de manera óptima y los nutrientes puedan ser transportados de manera correcta a los sitios en donde se necesitan.

Para que no te duermas quiero contarte algo fabuloso nuestro volumen de sangre y su viscosidad se mantendrán en nivel ideal y mejorará en los hombres el desempeño sexual, el pene es un órgano hidráulico, es bueno que lo sepamos, vamos a tener mayor motivación para beber de este regalo del creador, y espero que también mas motivación para seguir leyendo.

Con esta práctica tu presión arterial se normalizará, tus niveles de colesterol se pondrán en rango y tu hígado y tus riñones estarán saludables. Ten presente que no te he dicho que bebas agua con cloruro de sodio o sal de mesa, esa si te sube la presión y daña tus riñones.

Me encuentro a diario con una objeción, mis consultantes me dicen, Doctor yo no puedo beber agua con sal marina porque retengo líquidos, esto me obliga a contarte un poco acerca de porque retenemos líquidos, los retenemos porque estamos deshidratados.

Nuestro cuerpo es inteligente, su diseño es perfecto, y voy a usar una metáfora comparando al cuerpo con una ciudad llena de actividad, supongamos que las casas de esta ciudad sean las células de nuestro cuerpo, veamos que sucede si en esta ciudad se nos advierte de una suspensión en el servicio de agua, inmediatamente en cada casa se inicia una actividad para afrontar la situación y consiste en retener agua, usando vasijas para no quedar desprovistos del liquido.

En nuestro cuerpo sucede lo mismo, si no consumimos agua *natural* y nuestro abastecimiento es de agua potable, comenzamos lentamente a deshidratarnos, porque como lo vimos con el agua de mar, las sales nos hidratan al interior de nuestras células, esto se debe precisamente a su salinidad que ejerce una presión osmótica para permear la membrana celular y llevar agua a su interior.

Pero si por ignorancia no aportamos agua con sales minerales la célula al igual que las casas deben hacer algo para retener agua, la célula utiliza el colesterol para calafatear o impermeabilizar sus paredes con esta capa de grasa repelente del agua. Ella utiliza este mecanismo para evitar que la poca agua se escape, esto crea una dificultad adicional y es que el agua potable que bebemos no puede permear esa capa de colesterol, nuevamente la perfección de nuestra maquina llamada cuerpo humano se deja ver, para poder llevar algo de agua al interior de nuestras células eleva la presión arterial para poder bombear forzadamente a través de la membrana celular el agua que con dificultad se lleva al interior de las células.

Que sucede si bebemos agua natural cargada de sales minerales, sencillo, nuestras células se van a abastecer de agua en su interior, la capa de colesterol ya no se hace necesaria, la presión sanguínea se normaliza, porque no tiene que romper barreras, y la presión osmótica es ahora la encargada de hacer el trabajo de hidratación.

Que sucede si bebemos agua potable, muerta, sin minerales sencillo nuestras células no se van a abastecer de agua en su interior, la capa de colesterol impide su ingreso, la presión sanguínea continua siendo alta, el agua no puede ingresar al interior de la celula por carecer de sales que ejerzan la presión osmótica, y esa agua va a quedar en el medio extracelular, la fuerza de gravedad que lleva todo al hacia el suelo hace que esa agua descienda y vamos a ver los pies, los tobillos y las piernas hinchadas con esta agua sobrante en nuestro sistema.

Por todo lo anterior, si eres una persona que tiene problema de retención o problema renal, debes saber primero que debes contar con supervisión medica, y segundo que tu problema se debe a deshidratación, debes comenzar a beber agua con sal marina sin procesar, yendo de menos a más, iniciando con pequeñas cantidades y observando si hay edema, en la medida que se dé el proceso de adaptación vas aumentando la cantidad hasta normalizar tu situación.

Como lo pudiste leer en la sección RESPONSABILIDAD, el llevar a cabo este procedimiento requiere de la supervisión de tu médico

Créeme si eres constante aplicando este consejo tan sencillo vas a poder vivir una vida saludable y libre de dolores, quiero que esta obra sea comprensible y no voy a adentrarme en explicaciones acerca del agua y su interacción con la química cerebral y la producción de serotonina, endorfina, dopamina, neurotransmisores que tienen relación directa con el manejo que el organismo da al dolor.

Hablamos del recipiente diseñado por el creador para el agua, pero los seres humanos hemos ideado otro material para contener este precioso liquido, se trata de los materiales plásticos, por esta razón quiero hablar brevemente de este tema.

Los plásticos son un material que es altamente contaminante con el planeta y con nuestro cuerpo, hoy la mayoría de los envases que utilizamos son fabricados con plásticos, evítalos si te es posible, esto evitará que consumas sustancias químicas liberadas por los envases de plástico.

Es preferible utilizar envases de vidrio con la tapa plástica para almacenar tu agua, ya que el plástico contiene bisfenol A (BPA), PCBs, PBDE, ftalatos, colorantes y otras peligrosas toxinas.

El PBDE puede producir infertilidad, y el BPAs hace estrago en el sistema endocrino al tener el mismo comportamiento que los estrógenos.

Evita las bandejas y vasos de estirofoam o icopor (similar al corcho blanco), sobre todo con líquidos calientes, porque además de bisfenol A, desprenden poliestireno, un tóxico muy dañino para el organismo.

Evita este tipo de material sobre todo para ponerlo al microondas y para bebidas calientes.

Conoce tus plásticos – comenzando con esta guía:

PET (Polietileno Tereftalato): EVITAR Comúnmente Encontrados en: botellas de refrescos, botellas de agua, botellas de aceite de cocina.
Riesgos: Puede desprender antimonio y los ftalatos.

HDPE (Polietileno de Alta Densidad): LOS MÁS SEGUROS comúnmente Encontrados en: galones de leche, bolsas de plástico, envases de yogurt.

PVC (Policloruro de Vinilo, Vinilo): EVITAR comúnmente encontrados en: botellas de condimentos, film transparente, anillos de dentición, juguetes, cortinas de baño RIESGOS: Desprenden plomo y ftalatos, entre otras cosas. También pueden emitir gases de productos químicos tóxicos.

LDPE (Polietileno de Baja Densidad): LOS MÁS SEGUROS. Comúnmente encontrados en: las bolsas que ofrecen los supermercados para las frutas y vegetales y contenedores de alimentos.

PP (Polipropileno): LOS MÁS SEGUROS comúnmente encontrados en: tapas de galones, plásticos para almacenar alimentos, vajillas plásticas.

PS (Poliestireno, también conocido como espuma de

poliestireno):EVITAR Comúnmente Encontrados en: bandejas de carne, utensilios de espuma como vasos y platos desechables utilizados en fiestas. RIESGOS: Pueden desprender cancerígenos y alquilfenoles.

CAPÍTULO 5.
LA ACTIVIDAD FÍSICA Y EL DESCANSO

A continuación voy a tratar dos aspectos que son la actividad física y luego abordaremos el descanso, porque razón voy a hablarte sobre estos dos aspectos? Porque según el relato creacionista en el primer día se creó el día y la noche, que son los tiempos que se corresponden con el trabajo o actividad física y el sueño o descanso.

Este ciclo ha creado en nosotros un reloj biológico que es vital y debe estar sincronizado con el día y la noche, es también conocido como ritmo circadiano, su alteración trae consecuencias negativas para nuestra salud. Su alteración puede llegar a provocar alteraciones de atención, concentración, irritabilidad y depresión, con impacto sobre las actividades sociales y el rendimiento laboral y escolar.

De manera que con el día y con la noche deben sucederse nuestras horas de trabajo y también nuestro tiempo de descanso.

Nuestros cuerpos tienen un diseño que nos permite movernos, y desarrollar actividades productivas, actividades recreativas que traen beneficio a nuestra salud, física y mental.

El poder movernos y desempeñar esas tareas hace parte del perfecto diseño, porque es el movimiento y la actividad física lo que nos permite poner en marcha nuestro sistema linfático.

Poseemos un sistema circulatorio que requiere de una bomba, el corazón, para su funcionamiento, pero también otro sistema que hace circular nuestro plasma linfático es precisamente el sistema linfático, este sistema no posee una bomba que haga circular la linfa, para que esto suceda es necesaria la actividad física, si no tenemos actividad física nuestro sistema linfático se detiene; para que veas que alteraciones puede causar esta carencia, te cuento que el sistema linfático tiene funciones vitales él se encarga de mantener nuestra sangre en un volumen adecuado, tiene gran responsabilidad en el mecanismo de defensas de nuestro organismo, hace parte del sistema inmune y se vale de una red de órganos, conductos y ganglios para realizar su trabajo.

Todo fue planeado para que el hombre se mueva, trabaje con cierto esfuerzo, pero la inteligencia del hombre ha alterado esta situación y el modernismo nos ha convertido en seres sedentarios, por lo tanto se hace necesario que en nuestra vida diaria desarrollemos el habito de ejercitar nuestros cuerpos, y no se trata de rutinas pesadas, pero si una caminata de 30 minutos es suficiente para que compensemos los efectos negativos del sedentarismo y de la mano de una buena hidratación le demos a nuestros cuerpos ese ingrediente necesario para una buena salud.

Veamos a continuación algunos aspectos benéficos del ejercicio:

Mejora la forma y resistencia física.
Regula las cifras de presión arterial.
Incrementa o mantiene la densidad ósea.
Mejora la resistencia a la insulina.
Ayuda a mantener el peso corporal.
Aumenta el tono y la fuerza muscular.
Mejora la flexibilidad y la movilidad de las articulaciones.
Nos ayuda a tener salud mental.
Permite eliminar tóxicos mediante la piel
Beneficia la calidad del sueño.

Un estilo de vida activo puede significar un sueño más reparador y profundo, que estimula la concentración en el día, aumenta tu productividad y propicia un mejor estado de ánimo.

Recomendación final, evitemos el sedentarismo, y busquemos el medio para ingresar en un plan diario de ejercicio o actividad física que sin duda va a traducirse en beneficios visibles para nuestra salud. Y por favor no seamos esclavos del trabajo, muchas personas trabajan varias horas después de que el sol se ha ido a descansar. Todo tiene su tiempo, y si eres una persona que está en proceso de recuperación necesitas la energía que gastas en el exceso de trabajo para que tu cuerpo se auto repare.

EL DESCANSO.

Es un regalo único, nos permite reponer la energía perdida o gastada durante el día de actividad laboral, nos permite recuperarnos de nuestras enfermedades pues el cuerpo aprovecha ese momento de sueño para auto repararse. Debemos tener unas 7 horas de sueño durante la noche.

Veamos algunos beneficios que nos brinda el buen dormir:
Se regeneran y oxigenan nuestras células con más facilidad, especialmente en los ojos, los pigmentos fotosensibles se renuevan del esfuerzo realizado durante el día.

Durante el sueño disminuye la frecuencia cardiaca para que las células coronarias y los tejidos puedan repararse mediante la liberación de melatonina y la hormona de crecimiento, que son liberadas durante las horas de sueño.

Mejora nuestra capacidad intelectual, durante las horas de sueño el cerebro se desconecta y organiza toda la información acumulada durante el día y eso se traduce en claridad mental.

Descansar durmiendo las suficientes horas de sueño nos permite desarrollar actividades que requieren concentración, actividades que impliquen riesgo.

Veamos también rápidamente que consecuencias negativas tiene para nuestra salud no tener un sueño reparador:
Dificultad en la visión
Irritabilidad

Mermada capacidad de lectura y concentración
Sensación de cansancio constante.
Problemas gástricos
Falta de energía
Mal humor.

Hemos hablado hasta ahora del descanso producido por el sueño, ese descanso que nos brinda la reparación que nuestro cuerpo hace durante las noches, restaurando nuestras fuerzas. Pero tenemos también la posibilidad de disfrutar del descanso con actividades recreativas que sin duda se reflejan en el descanso mental y la liberación del estrés, quienes hemos podido ir al mar, pararnos en su orilla, podemos experimentar una sensación de bienestar, al respirar sentimos una muy agradable sensación, esto se debe a la producción de ozono por la luz ultravioleta de los rayos solares que convierten el oxígeno en ozono y nos brinda tranquilidad y bienestar.

Cuando sales de vacaciones tienes ventajas para tu salud y bienestar, te olvidas de tu rutina diaria y compromisos, liberándote de una carga agobiante de estrés.

Conoces nuevas personas, mejorando tus relaciones, si entras en contacto con otras culturas tus ventajas son aún mayores, puedes aprender de sus costumbres.

Vas a darte cuenta que las personas alrededor de tu vida diaria van a extrañarte, eso te producirá satisfacción y valorarás el aprecio de quienes te rodean.

Te brinda tener más tiempo para ti, para cuidarte y dedicarte a hacer lo que te gusta, si eres amante de la lectura podrás disfrutar de la compañía de un buen libro.

Puedes disfrutar de experiencias completamente diferentes, como bucear, montar a caballo, esquiar, actividades que no realizamos en nuestra vida diaria.
Bueno como vemos este si es un regalo de la creación que encaja en el diseño perfecto concebido por el arquitecto creador. Es necesario descansar.

CAPÍTULO 6.
EL SUELO.

Antes de abordar el tema, que trata de nuestros alimentos, es necesario hablar del suelo, pues este es el encargado de hacer brotar de sus entrañas todo el fruto necesario para nuestro sustento, el suelo agrícola debe reunir unas características muy especiales para que sus frutos sean sanos, y cargados de nutrientes.

Existen diferentes tipos de suelos: arcillosos, arenosos, rocosos, pero el suelo Agrícola aquel que es apto, y fértil para la producción de alimentos, reúne unas características especiales, su composición es la siguiente:

Minerales inorgánicos	45%
Materia orgánica	5%
Agua	25%
Aire	25%

Como vimos en el capítulo del agua, los ríos toman de los territorios rocosos, arcillosos, los minerales inorgánicos arrancándolos del suelo pero en su recorrido llegan a territorios donde la tierra no es rocosa, ni arcillosa, llegan a tierras de cultivo y a su paso dejan los minerales inorgánicos y la humedad necesaria para la producción agrícola. Este beneficio del agua a la tierra se nota en los valles donde la tierra es muy fértil por la interacción de estos dos elementos agua y tierra.

El hombre siempre ha pensado en la relación suelo salud, por ejemplo el Dr. Rex Newnhan quien estudiando la composición del suelo pudo establecer que los suelos carentes de boro, eran territorios donde proliferaba la artritis, y por el contrario si los suelos eran ricos en boro los habitantes de esas regiones carecían de dolencias articulares, basado en este descubrimiento he desarrollado un medicamento que me ha permitido recuperar a muchos consultantes de sus problemas de articulaciones.

Como lo vimos al inicio de esta obra, el ser humano tiene una composición idéntica a la del suelo, así como el suelo se altera en su composición, los malos hábitos alimenticios, alteran nuestra composición química y comenzamos a carecer de ciertos minerales o desbalances de ellos que se traducen en un terreno biológico poco ideal y propenso a los ataques de agentes externos que nos hacen flaquear y debilitar, traduciéndose esto en enfermedad, sobre este tema del balance de nuestro terreno biológico hubo un hombre estudioso que creó la teoría de la ionización biológica este hombre fue el doctor Carey Reams, y quien dejo su legado y se nos imparte su conocimiento a nosotros los doctores en Naturopatía, quienes contamos con esta herramienta de diagnostico para balancear esos terrenos biológicos que son nuestros cuerpos. Haciendo que el terreno sea perfecto y por tanto no sea el medio ideal para el oportunismo de virus, bacterias, hongos y parásitos.

Otra relación que se puede establecer es la relación calidad del suelo, calidad de los frutos, la calidad del suelo depende también de la micro fauna y macro fauna presente en el, sabemos cuán importante es la lombriz de tierra para los suelos agrícolas, cuando la tierra tiene el balance ideal sus frutos no son enfermos, débiles, desnutridos. Cuando el suelo tiene el balance ideal los frutos son fuertes, resistentes a los insectos y plagas, son ricos en nutrientes y provechosos para la salud del hombre.

Estos aspectos son propios del diseño de la creación, pero el arquitecto diseñador de esa perfección dio unas instrucciones precisas acerca de la tierra, ha ordenado que debe ser cultivada durante seis años y al séptimo año debe dársele un año de descanso, para que recupere todo lo perdido y se retroalimente.

Lógicamente el hombre ha hecho caso omiso a esa recomendación aquí podemos citar nuevamente el amor al dinero, nuestras tierras cultivables no descansan, se desgastan con la continua siembra y uso del suelo. Aquí viene la solución creada por el hombre a esa desobediencia, crear abonos que básicamente están compuestos de NPK nitrógeno, fosforo y potasio.

Los fertilizantes químicos hacen que haya un aumento de los microorganismos, por ser ricos en nitrógeno pueden tener el efecto contrario en los suelos, en comparación con los fertilizantes más ácidos. El exceso de nitrógeno puede generar un aumento en la población de microorganismos. En cantidades suficientes, estos microorganismos en lugar de ayudar a las plantas les hará daño ya que se consume toda la materia orgánica y los nutrientes en el suelo circundante.

Los fertilizantes químicos traen otro problema grave y es la contaminación de las aguas subterráneas, las plantas solo pueden absorber una cierta cantidad de nutrientes sintéticos del fertilizante, pero el fertilizante sintético que no es utilizado por la planta, se filtrará en el suelo y con la ayuda de las lluvias se desliza hacia los diques, hasta los arroyos, los ríos, lagos, embalses, y océanos. Estos compuestos químicos de los fertilizantes pueden también contaminar los suministros de agua potable y alterar los ecosistemas.

He tenido la infortunada experiencia de ver "arreglar" suelos agrícolas con abono, espero que muchos de ustedes hayan podido tener esa experiencia. Y resultó ser una experiencia dolorosa, porque las lombrices huían despavoridas ante el efecto químico de los productos que se aplicaban, esto es desastroso, las lombrices se encargan de descomponer la materia orgánica, para desarrollar la estructura del suelo y el ciclo de los nutrientes, ellas son "el intestino del mundo" así las llamó Aristóteles. Las lombrices de tierra son las responsables de la formación del humus, podemos ver aquí nuevamente la mano del hombre alterando el suelo y creando nuevos problemas.

Con el suelo empobrecido por falta de descanso, con el suelo alterado en su composición, lo que tenemos es una producción de alimentos carentes de nutrientes, por eso escuchamos a menudo afirmar que una zanahoria sembrada hace unos 100 años era portadora de mas nutrientes que las zanahorias sembradas hoy.

Este capítulo tiene como objetivo principal que conozcamos esta realidad que es bien conocida, TENEMOS ALIMENTOS POBRES EN NUTRIENTES, y eso influye en nuestra calidad de vida y en nuestra salud.

Pasemos al siguiente capítulo para ver muchos temas relacionados con los alimentos y podamos entender que es necesario hacer cambios en nuestra manera de pensar con relación a muchos de ellos.

CAPÍTULO 7.
LOS ALIMENTOS

Como hemos podido ver durante el curso de la lectura, nosotros los seres humanos hemos hecho muchos cambios a los elementos naturales, estos cambios han producido alteraciones, al agua, al aire, a la actividad física, al descanso, no así al sol, pero si a la atmósfera, alterando los efectos benéficos de este sobre nuestra piel.

Los alimentos son el blanco de la alteración, son muchas las manipulaciones dadas a los alimentos, manipulaciones físicas, y químicas.

También tiene mucha influencia la manipulación por parte de los medios de información, la influencia cultural para llevarnos a consumir cosas que no son naturales y creemos que son de beneficio pero, contrariamente a eso, son las más perjudiciales que existen para el ser humano.

Empecemos juntos a ver estos devastadores cambios y espero que podamos aprender y como resultado hagamos cambios en nuestras costumbres y hábitos alimenticios.

MANIPULACIÓN GENÉTICA.

Según la industria de biotecnología, nuestros suelos no son capaces de producir la cantidad suficiente de alimento para abastecer a la población mundial, por eso es necesario mejorar las semillas, para que estas tengan mayor resistencia a las plagas e insectos, para que las farináceas produzcan mayor cantidad de harina, para que las oleaginosas sean más ricas en aceites, ese pensamiento nos está conduciendo al desastre y estamos transformando nuestros alimentos en verdaderos misiles que apuntan contra nuestra salud e integridad.

Es muy importante que sepamos que hoy nuestras semillas son semillas muertas, carentes de vida, sin capacidad de reproducirse, y ese no fue el diseño del creador, en muchos países esa industria manipuladora de alimentos ha permeado con el poder corruptor del dinero a la clase política que ha adoptado estas semillas y las han impuesto como semillas de siembra obligada, si un agricultor desea sembrar sus campos y necesita un crédito financiero, ese crédito está condicionado a ser otorgado si el productor siembra semilla "certificada" la semilla muerta.

Mediante esta práctica se ha llevado este mal a muchos países, y hoy tenemos que entre las semillas más abundantes en nuestra dieta y que son semillas transgénicas el maíz, la soya, el trigo.

No voy a detenerme en detalles minuciosos acerca de estas semillas pero quiero que sepas además que un hombre de ciencia el Dr. Seralini, nacido en Francia, decidió realizar un experimento muy sencillo, que mostró unos resultados aterradores, resultados que deben llenarnos de pavor frente a este flagelo de nuestros tiempos modernos.

Veamos en que consistió el experimento y que resultados se pudieron evidenciar, este hombre tomó un grupo de ratones y simplemente los alimentó con maíz transgénico, el resultado es algo horrible, algo que puede perfectamente transpolarse a nosotros los seres humanos, los ratones se llenaron de tumores, en el hígado, y riñones, enseguida el poder económico de la industria salió a desmentir el asunto. Claramente son semillas que traen alta toxicidad a nuestras dietas.

Escribiendo estas líneas he recibido una información provista por GMwatch, en la que se habla del algodón transgénico, resistente a las plagas, que fue sembrado en la India, en el distrito de Yavtmal, y fue atacado por plagas de gusanos rosados, los agricultores tuvieron que utilizar pesticidas, en una proporción 10 veces mayor a lo normal, esta manipulación de pesticida en grandes cantidades, ha provocado la muerte a veinte agricultores solo en la provincia de Yavtmal, y el volumen de pesticida afecta también el suelo llevando venenos a las aguas subterráneas, amigo lector puedes utilizar tu imaginación y no te resultará difícil llegar a la conclusión que si con esos venenos mueren seres humanos, esa misma carga de venenos va a matar aves, mariposas, e insectos que son los encargados de otra función que asombra dentro del orden natural, la polinización, si no hay polinización, en el futuro próximo, vamos a tener dificultades.

Las semillas se han hecho en laboratorios pensando en que sean resistentes al herbicida ROUNDUP uno de los ingredientes principales de este herbicida es el glifosfato, pero estas plantas van propagando esa resistencia y ahora las malezas también se van haciendo resistentes y para combatirlas se necesitan herbicidas, más poderosos, o una fumigación con aplicaciones de dosis hasta 10 veces mayor.

El propósito de compartir esta información contigo amigo lector como lo hago en mi consulta con mis consultantes, es que adquieras la conciencia suficiente para que puedas evitar este tipo de alimentación.

En los estados unidos se ha intentado legislar para obligar a los productores de este tipo de alimentos a informar en las etiquetas que el producto es transgénico, pero nuevamente el poder económico ha impedido ese tipo de norma valiéndose de su poder económico para silenciar y ganar la voluntad de los legisladores, que se hacen los de la vista gorda, y con ese favor aseguran su reelección, conveniente para esos poderes económicos.

Pero no se han detenido allí, se dió inicio a esta práctica con alimentos vegetales pero ya hoy tenemos en nuestras mesas animales manipulados genéticamente, y lo más grave que cuentan también con la aprobación cómplice de la FDA que nos dice que comer y que no comer, que tóxicos químicos nos convienen y cuáles no.

Así es, a mitad de noviembre del año 2015 se aprobó, para que sea puesto en nuestras mesas y para perjuicio de nuestra salud, el salmón transgénico, esto es horroroso.

Y no es suficiente que ese poder se apropie de las semillas y animales para modificarlos también, se han apoderado de los sistemas de salud que obligan a niños a vacunarse, en mi país, si el padre no lleva a sus hijos a vacunarse corre el riesgo de perder sus derechos como padre, así mismo quieren imponernos estos transgénicos y obligarnos a comer este tipo de alimentos que son altamente perjudiciales, no naturales, y que producen aberraciones en el desempeño de nuestras células y la expresión genética.

El propósito de este tema expuesto someramente, es que tomemos todas las medidas que estén a nuestro alcance para evitar estos devastadores alimentos en nuestras dietas, informémonos más acerca de este flagelo, seamos más estudiosos del tema y encontraremos el camino para esquivar este mal en nuestras dietas.

ALIMENTOS CHATARRA

Para iniciar este tema que es bastante interesante quiero enseñarte la definición de alimento chatarra, misma definición que enseño a mis consultantes:

Alimento chatarra: es todo alimento que sale de una fábrica y que recibe manipulación o procesos que los alteran, por parte del hombre.

Estos alimentos son totalmente perjudiciales, se trata de alimentos alterados en sus estructuras, no son naturales, pero se consumen como naturales y con naturalidad, espero que en el desarrollo de este tema entiendas claramente que no se deben consumir, el común denominador de estos alimentos es que están llenos de químicos, que mejoran el sabor, que los emulsionan, que les dan color más vivo a la vista, que corrigen sus potenciales de hidrogeno; nosotros no fuimos diseñados para comer químicos, nuestro alimento debe ser orgánico.

Cuantos hemos comido con toda naturalidad una salchicha,

jamón, mortadela, creo que no hay excepción, todos los hemos comido, ese tipo de alimentos está repleto de químicos, al igual que la salsa de tomate, o gelatinas con sabor a frutas, o mayonesa, sodas, o una sardina enlatada, o atún, o sopas, arroces en lata. Este tipo de alimentos abundan en los anaqueles de los supermercados que ahora inundan nuestras ciudades, el sistema nos ha llevado de las plazas de mercado a los supermercados.

Las plazas de mercado donde conseguíamos alimentos vivos se encuentran en vía de extinción, al menos en mi ciudad esto está sucediendo y ya son escasas las plazas de mercado.

Pero no solamente los alimentos están cargados de estas sustancias aditivas, sino también todas las golosinas, helados, y alimentos recreativos, preparados.

Con tanta carga química; nuestros niños comienzan a manifestar problemas en sus conductas, problemas de falta de atención, hiperactividad, trastornos como el autismo, aun cáncer, a pesar de todo esto nos preguntamos con inocencia , porque vemos, tanta enfermedad auto inmune, tantos casos de cáncer, la respuesta es obvia, hemos alterado todo, y esta clase de alimentos sumada a una deshidratación celular vista en el capítulo 4 constituyen el terreno abonado para desarrollar todo tipo de enfermedades producto de la carga tóxica acumulada en nuestro hígado y en cada una de las células de todo nuestro cuerpo.

Espero que con estas pocas líneas hayas entendido que la publicidad nos ha enseñado que este tipo de alimentos son alimentos que podemos consumir y que no nos hacen daño, la televisión los muestra como alimentos saludables llenos de vitaminas y minerales adicionados para nuestro bienestar.

Es tan alta la influencia que tienen los medios de comunicación sobre los televidentes, que literalmente nos lavan el cerebro, por esta razón es tan alto el grado de convencimiento de la población, por el efecto publicitario, que las mamás prefieren comprar una compota llena de conservantes y sabores artificiales a una fruta natural para sus bebés. Esto nos muestra la confusión y desinformación que hay con respecto a este tema.

Estos químicos en su mayoría son derivados de hidrocarburos, y tienen efectos indeseados para nuestra salud, en su mayoría son cancerígenos e inductores de otra cantidad de malestares.

Infaltables en este tipo de alimentos son los conservantes, para entender de manera más sencilla lo que son estos conservantes te quiero decir que son sustancias tóxicas para las bacterias que causan la descomposición de los alimentos, de manera que una bacteria se acerca a dar inicio al proceso de la descomposición y se encuentra con estas sustancias y ella dice que horror esto está cargado de tóxicos, dejemos este alimento quieto, el hombre dice que sabor, entre más viejo mejor sabe, deleitémonos con este alimento, sin darse cuenta que está comiendo sustancias tóxicas. Pero las bacterias si se dan cuenta de la gran carga tóxica que envenena este tipo de alimentos perjudiciales para nuestra salud.

Los aditivos químicos tienen un código que ha sido asignado por la unión europea, por esta razón los códigos están precedidos por la letra E y caracteres numéricos, estos números indican el tipo de aditivo, solamente para tu información te presento los códigos utilizados que empiezan con la letra E y unos números que lo que hacen es indicar la función de cada sustancia química, como se puede ver en la lista que sigue:

E1:	Colorantes
E2:	Conservantes
E3:	Antioxidantes
E4:	Emulgentes, estabilizantes, espesantes, y gelificantes.
E5:	Agentes anti aglomerantes, Ácidos, bases, y sales.
E620-E635:	Potenciadores de sabor
E901-E904	Agentes de recubrimiento
E950-E967	Edulcorantes.

Lo que sí puedo asegurar es que en un alto porcentaje estas

sustancias son derivadas del petróleo y su nivel de toxicidad es alto, la mayoría calificados como cancerígenos, también hay algunos pocos que son naturales y no tienen comprobado efecto adverso para la salud humana.

Ante este problema, tenemos únicamente un mecanismo de defensa y es adquirir conciencia y evitar por nuestra propia cuenta consumir este tipo de alimentos, lo puedes lograr si tienes conciencia y para ello tendrías que comenzar evitando comer en cualquier parte y lo mejor sería que comas en casa donde vas a filtrar este tipo de alimentos. Y tú mismo vas a poder preparar tus comidas a sabiendas de que carecen de procesos industrializados.

Si consumes mas frutas y vegetales estarás adaptando tu gusto al tipo de alimento correcto y quitando espacio a los alimentos procesados, o alimentos chatarra.

AGRO TÓXICOS

Como lo vimos en el capítulo 6 nuestros suelos están empobrecidos carentes de nutrientes, por esta razón tenemos frutos raquíticos, frutos poco saludables, frutos susceptibles de ataque por parte de diferentes plagas, hiervas, insectos, ácaros, moluscos, hongos, roedores, gusanos, bacterias, y otras formas de vida animal o vegetal perjudiciales a la salud pública o la agricultura.

La organización mundial de la salud define pesticida o plaguicida a toda sustancia capaz de controlar un plaga que pueda representar riesgo o peligro a las poblaciones y al medio ambiente, pueden aun ser definidas como sustancias o mezclas de sustancias destinadas a impedir esta acción o incluso a matar directamente: insecticidas, acaricidas, molusquicidas, rodenticidas, fungicidas, herbicidas, bactericidas o antibióticos.

Es común encontrar a muchas personas que utilizan la palabra venenos para referirse a los agro tóxicos, esto se debe a la evidencia de toxicidad de estos productos con el medio ambiente y la salud humana.

Estos venenos son usados en todas partes, se usan en los jardines, en las fincas, en los parques de todo el planeta, el herbicida Round Up contiene un ingrediente que puede sofocar las células humanas esto ha sido probado en laboratorio, los estudios dicen que uno de los ingredientes inertes del herbicida puede matar células humanas, particularmente los embriones, de la placenta y del cordón umbilical.

Este herbicida es el más usado en los Estados Unidos y se aplican en las granjas, cada año, cerca de 100 millones de libras, según la EPA. Agencia de protección del medio ambiente por sus siglas en ingles.

El uso de este herbicida está relacionado con aborto espontaneo, bajo peso de neonatos, desarrollo anormal del feto, se cree también que tiene incidencia en defectos de nacimiento, y cáncer en las personas que viven cerca de las aéreas donde es esparcido.

No continuemos viendo la cantidad enorme de sustancias que son esparcidas sobre los cultivos, sino que más bien veamos cómo protegernos un poco de consumir estos venenos que son servidos en nuestra mesa con los alimentos que comemos diariamente.

Al uso de químicos se suma la aspersión de aguas muy contaminadas sobre los cultivos que sirven de despensa a nuestras familias, siendo contaminados además por parásitos, bacterias y toda clase de químicos y metales pesados desechados a las cuencas de los ríos.

Voy a continuación a enseñarte dos métodos que debes usar para eliminar tóxicos y microbios que contaminan nuestros alimentos.
Para eliminar los químicos, venenos, y tóxicos de los alimentos vamos a usar carbón activado, el carbón tiene una propiedad que se llama adsorción, esto significa que a él se adhieren las sustancias tóxicas, en medicina lo utilizamos para tratar envenenamientos y eliminar así las sustancias toxicas.

El proceso es sencillo, debemos utilizar una vasija de uso exclusivo para este proceso, no utilizar este recipiente para poner jabón o cualquier otro tipo de producto que esté lleno de químicos, en la vasija o recipiente lleno de agua colocamos las frutas y verduras que deseamos descontaminar y agregamos dos cucharas de carbón activado en polvo, dejamos por unos 15 minutos para que el carbón adsorba todos los químicos contaminantes.

Para eliminar bacterias y parásitos vamos a usar el ozono este gas altamente oxidante tiene la capacidad de destruir este tipo de microbios, lo ideal es buscar un generador de ozono que cuesta alrededor de 30 dólares, lo puedes conseguir en EBay y te va a ser muy útil no solo en la desinfección de tus frutas y verduras sino también para ozonizar el agua que se va a beber en casa antes de agregar sal marina.

LAS CARNES ROJAS.

Estoy plenamente convencido de que el hombre debe alimentarse de frutas y verduras, pero no soy vegetariano, y tampoco recomiendo a mis consultantes a que lo sean.

En mi dieta diaria están presentes las frutas, las verduras y las carnes de pollo o pescado. Como lo hemos venido tratando en este libro el hombre ha alterado todos los alimentos y en ese orden de ideas podríamos asegurar que los pollos están llenos de hormonas y los peces están altamente contaminados con mercurio y otros metales pesados, y a pesar de esto los consumo y recomiendo su consumo.

Pero la carne de vaca y el cerdo no hacen parte de mi dieta al igual que los productos lácteos, en esta porción verán ustedes las razones por la cuales no consumo carne de res y cerdo, además de las ya expuestas en el capítulo 3 que habla de la contaminación en nuestro planeta, causada en mayor porcentaje por la industria ganadera.

En primer lugar quiero referirme al cambio que el hombre ha dado a la alimentación de estos animales, me refiero al ganado vacuno, ustedes pueden ver en la televisión granjas ganaderas con animales alimentándose, y no sé si lo han notado pero estas vacas ya no consumen hierva ahora se sirven sus alimentos en unas canoas o recipientes que están llenos de piensos de maíz y soya, con este tipo de alimentación el ganadero se gana casi un año de tiempo en el engorde y levante de estos animales.

Pero veamos qué consecuencias trae esto, para el ganadero más dinero, la causa de todos los males, y que consecuencias trae esto para el humano que consume esta carne de vaca alimentada de forma antinatural.

Esta alteración de la alimentación natural del ganado hace que la composición de la carne en sus ácidos grasos DHA y EPA se altere y esto hace que el balance natural se pierda. El balance natural de omega 3 y omega 6 en la carne bovina que es alimentada con pastos verdes es 1:1, cuando el hombre altera la alimentación de estos animales este balance es ahora 10:1 y tenemos ahora mayor presencia de omega 6 y una mínima presencia de omega 3, la consecuencia de esto se traduce en daños para nuestra salud, problemas cardiovasculares, y altísimos niveles de inflamación pues esto se convierte en una carne que favorece todos los procesos inflamatorios en nuestro organismo.

Tenemos también, como lo aseguran muchos autores, un diseño dental que no es propio de un carnívoro, nuestra arcada dental es propia de un herbívoro, como lo dije antes no soy vegetariano, consumo peces y aves, personalmente creo que el hombre y su entorno primitivo y natural le permiten comer presas pequeñas, animales pequeños como aves y peces, los animales de gran tamaño no son llamativos para el hombre primitivo por dos razones, el peligro de enfrentarse a ellos y segundo el no poder conservar esa presa y prácticamente perder el esfuerzo en su caza ante la descomposición por el paso de las horas y la imposibilidad de consumirla en una sola comida. De cierta manera quiero con esto encontrar una justificación a mi estilo de alimentación en la que me permito el consumo de aves y peces.

Pero la carne de los vacunos presenta un grave problema, y es la poca capacidad que tenemos para digerirla, esto requiere altos niveles de energía de nuestra parte para llevar a cabo ese proceso, esta es la razón por la que cuando consumimos carne de vaca, sentimos sueño y falta de energía porque nuestra energía no es empleada para nuestra vitalidad sino para efectuar ese difícil proceso digestivo, pues su digestión es muy lenta, su tránsito dura muchas horas tiempo durante el cual la carne se pudre en los intestinos, causando fermentación y putrefacción, liberando en este proceso alcoholes y tóxicos que dañan nuestra salud.

Tal vez ustedes han sabido de personas que nunca beben licor, personas que llevan vidas libres de este flagelo, pero a pesar de su sano estilo de vida son diagnosticadas con cirrosis hepática, creo que sí, casi todos hemos escuchado esto, y no encontramos explicación para esa cirrosis, porque no hay una fuente exógena de alcohol, pero quiero decirte que si hay una fuente endógena de alcohol producido por la fermentación y la putrefacción de la carne en nuestro vientre, nuestro intestino grueso tiene unos movimientos de contracción, los conocemos como el peristaltismo intestinal, con este movimiento el intestino logra dos objetivos, uno ir empujando el bolo fecal hacia el exterior y dos ir reabsorbiendo el agua presente en ese caldo que contiene los desperdicios del proceso digestivo, cuando el colon absorbe estos caldos pasan a un sistema venoso que se llama el mesentérico inferior del cual nace la vena porta que va al hígado llevando esos alcoholes producidos en la fermentación, además de todo el mugre de los desechos fecales allí contenidos, mayores aun si padecemos de estreñimiento, nuestro hígado es un filtro encargado de purificar esa sangre cargada de tóxicos es por esto que nuestro hígado es estropeado con nuestras malas prácticas alimenticias lo que puede hacer sufrir desperfectos en él y este órgano es nuestro asombroso laboratorio de bioquímica que debe funcionar de manera perfecta. Son estos alcoholes endógenos los causantes de esas cirrosis hepáticas inexplicables.

Para poder evidenciar todo lo afirmado en el párrafo anterior solo necesitas hacer un pequeño experimento con tu propio cuerpo, si eres consumidor de carne y haces tus deposiciones vas a notar que el olor del cuarto de baño es horroroso, prácticamente debe ser puesto en cuarentena, si eso te sucede el experimento consiste en que suspendas el consumo de carne por lo menos durante una semana, notarás que en tus deposiciones ya no está presente ese olor a putrefacto, sino que ahora hay un leve olor a fermento. Tu digestión será mejor, tu nivel de energía aumentará.

Pero haciendo uso del sentido común es muy fácil determinar que si de mi cuerpo se expulsan elementos de olor putrefacto al interior de mi cuerpo hay putrefacción, y el mismo sentido común nos dice que esta situación no sería conveniente en ningún caso.

En octubre de 2015 la Organización Mundial de la Salud afirmó que las carnes rojas y las carnes procesadas son altamente cancerígenas y su recomendación fue eliminar las carnes rojas de la dieta, en su informe, además aseguran que la cocción no hace desaparecer este riesgo sino, que al contrario, se aumenta la toxicidad y el efecto cancerígeno se potencializa aún más.

Otro inconveniente de la carne es su efecto pro inflamatorio, cuando tengo consultantes con problemas de artritis mi recomendación y el énfasis esta puesto en la eliminación de la carne de sus dietas, quienes ponen en práctica el consejo notan mejoría en sus dolores, e inflamación, se adaptan a no consumir carne de manera habitual, pero llega algún momento en sus vidas en el que la familia organiza un asado y ante la insistencia de sus familiares comen una pequeña porción de carne, inmediatamente pueden notar el efecto perjudicial, esa es una confesión que varios de mis consultantes me han hecho luego de vivir la experiencia de no consumir carne de res por varios meses.

Si tu problema es el estreñimiento no debes comer carne, por su tránsito lento y la putrefacción causada es altamente obstructiva, y agravará tu padecimiento, por esta razón debes suprimirla de tu dieta, haz la prueba y notarás como mejoras en tu proceso digestivo.

Las carnes rojas tienen alto contenido de purinas que promueven la acumulación de acido úrico, de tal manera que si tu padecimiento es la gota debes ser radical en tu decisión de suprimir el consumo de carne, una persona muy allegada me comentó que en su codo tenía algo prominente enseguida le dije que se trataba de un tofo, le recomendé no consumir carne de vaca, para hacer más consciencia en él, le mostré fotografías de manos, pies y codos deformados por tofos, mi técnica dió resultado, esta persona eliminó la carne roja de su dieta y el tofo desapareció en pocos días.

A estas razones que te he dado para no consumir carne podemos agregar la razón planteada en el capítulo 3 donde tratamos la contaminación ambiental, si dejas de comer carne contribuyes a que nuestro planeta tenga mejores fuentes de agua, menor contaminación de su atmósfera y reducción del efecto invernadero todos ellos agentes importantes en el fenómeno del cambio climático, cuidemos nuestra salud y cuidemos nuestro planeta, con la decisión de dejar de consumir carne de res estás aportando mucho para tu salud pero muchísimo más para la salud de nuestro planeta y de las generaciones futuras.

El medio ambiente no es una herencia de nuestros padres sino un préstamo para nuestros hijos.

LA LECHE Y SUS DERIVADOS.

La televisión nos muestra comerciales en los que vemos que consumir leche es de gran beneficio para la salud de nuestros huesos, se muestra un hueso hecho en vidrio y como la leche que va fluyendo por ese contenedor de vidrio va formando un hueso sano y fuerte, ante este tipo de propaganda sucumbe el 99% de la población mundial, los medios masivos de comunicación tienen un poder inmenso sobre el pensamiento de sus receptores, y es capaz de hacer un lavado de cerebro en tan solo 30 segundos.

Se asegura que la leche de vaca es rica en calcio, esta afirmación es cierta, lo que no es cierto es que tu tomes un vaso de leche y el calcio se vaya directamente a tus huesos, eso sí que es imposible, ese calcio se va a tus riñones, y forma calcificaciones, produciendo litiasis renal, se va a tus senos produciendo calcificaciones en tus mamas, se va a las articulaciones calcificando las coyunturas y deformando tus dedos, seguro has visto esas manos con dedos deformes que parecen tener apéndices brotadas de sus propios huesos. Sabemos que al consumir leche de otros animales, que no son de nuestra especie, el calcio de estas leches no es asimilado por nuestros osteoblastos humanos, quedando estos cristales cálcicos por fuera del objetivo, que son los huesos, ocasionando varias patologías óseas.

Quiero contarte que los doctores Colin Campbell y Thomas Campbell en su libro el estudio de China pudieron establecer utilizando el método científico, que el consumo de leche y su proteína la caseína láctea producen cáncer, esto está demostrado con evidencia científica.

Además de cáncer, el consumo de leche, está asociado con un gran número de patologías algunas de ellas son: diabetes, enfermedad de Crohn, ulceras pépticas, hemorroides, fistulas anales, cáncer de mama, próstata, artritis reumatoide y osteoporosis etc.

¿Osteoporosis? No, eso no puede ser, si tomo leche voy a tener osteoporosis no lo creo, pues quiero decirte que si es así tal como lo estás leyendo, si tomas leche de vaca tus huesos van a desmineralizarse vas a perder densidad ósea. Para que lo puedas apreciar de manera estadística basta hacer una comparación entre dos países los Estados unidos de América y el Congo en África, en estados unidos los supermercados se encuentran repletos de leche y productos lácteos sus habitantes toman leche como si bebieran agua, las mujeres en este país tienen uno o dos hijos, pero todas ellas padecen de osteoporosis, en el Congo las negras de la tribu de los bantú tienen muchos hijos entre 5 y 8 hijos pero estas mujeres no sufren de osteoporosis y la diferencia está en que la negras africanas no consumen leche de vaca en sus dietas.

Pero además hay una razón lógica, he venido afirmando en toda esta obra que el diseño de la creación es perfecto, y ese diseño está establecido así:

Los mamíferos son animales que producen leche, esta producción está a cargo de las hembras, las hembras producen leche con un único propósito este es amamantar sus crías, estas crías una vez se destetan dejan de alimentarse con leche materna, y toda la creación obedece esta ley natural. Pero existe un ser lleno de ambición y de amor al dinero, que por esa razón, ha decidido violar esas leyes naturales y crear una industria muy lucrativa alrededor de la práctica contra natural de tomar leche de otro animal.

El ser humano es el único mamífero que consume leche de otro animal, en la naturaleza ningún otro mamífero lo hace, a menos que el hombre esté de por medio como es el caso de los gatos, los perros y los cerdos, ellos toman leche de vaca porque el hombre altera su orden natural.

Tal vez todo lo anterior no sea suficiente para comprender que la leche de vaca es perjudicial para el ser humano, vamos a ver otro aspecto y es que la leche de las vacas y de cualquier mamífero brota de una glándula, la glándula mamaria, por tratarse de una glándula, de ella brotan hormonas en el caso de la leche de vaca hormonas de vaca, y quien ha dicho que nosotros los seres humanos tenemos necesidad de consumir hormonas de vaca, las hormonas encontradas en la leche de vaca son hormonas sexuales, hormonas adrenales, hormonas pituitarias, hormonas esteroideas hormonas de crecimiento, pero además y esto si es por la ambición del hombre hormonas artificiales, debido a que se trata de un negocio y como tal debe producir más dinero, la causa de todos los males, entonces porque no usar lactotropina para aumentar el tamaño de las ubres y aumentar la producción lechera y de paso enriquecer con una hormona mas la rica leche.

Otra razón para no consumir leche de vaca es que es altamente inflamatoria, produce inflamación en el tracto digestivo, inflamación generalizada, especialmente en articulaciones, mis consultantes que tienen éxito en superar sus problemas de rodilla tienen algo en común, eliminan la carne roja y la leche de sus dietas.

Por todo lo anteriormente expuesto debe entenderse que los derivados de la leche producen el mismo efecto descrito durante el desarrollo de este tema.

Como lo mencioné al iniciar el tema de la leche quienes nos venden la idea de consumir leche son los medios de comunicación, también sabemos que producen un fuerte lavado de cerebro, por esta razón nos han metido dentro muy dentro de nuestra creencia la palabra leche, por esa razón todas las personas preguntan y con qué reemplazamos la leche, la leche simplemente no debe ser reemplazada, es que no debe ser consumida, entonces todas las personas tratan de recurrir a reemplazos como la leche de soya pero como lo vimos en el tema de los alimentos transgénicos la soya es de las semillas manipuladas y el 90% de la soya del planeta es transgénica además estas leches son empacadas en contenedores con aluminio, y adicionadas con conservantes para que su vida en estantes sea de varios meses. Creo que ya puedes sacar la conclusión por tu propia cuenta.

Veamos nuevamente la naturaleza, observemos a los mamíferos estos dejan de amamantarse y jamás vuelven a consumir leche ni sustitutos de ella, nuestros más cercanos, lo primates jamás vuelven a tomar leche ni sustitutos, ellos se destetan para iniciar su dieta de frutas y hojas verdes.

De manera que se trata simplemente de dejar de consumir este "alimento" nocivo para nuestra salud y de esta manera estamos nuevamente contribuyendo al cuidado de nuestra salud y al cuidado de nuestro planeta.

NUESTRO ALIMENTO IDEAL.

Como lo vimos en el relato creacionista antes de que el hombre habitara el jardín del Edén se crearon las plantas y se le ordenó comer plantas y frutos que produzcan semilla. En esta obra pretendo que como lector te sientas frente a mí como si asistieras a mi consulta, por esta razón a continuación te hago la recomendación que en materia de alimentación doy a mis consultantes.

FRUTAS. Indico que es el alimento ideal, y su consumo no debe restringirse y por lo contrario debe ser parte importante en la alimentación diaria.

Las frutas nos aportan agua, vitaminas, minerales, fibra y diferentes compuestos de beneficio para el organismo.

Por sus antioxidantes, previenen el envejecimiento prematuro de las células, dándote una piel más limpia, joven, suave y sana y mayor calidad de vida.

Consumidas a diario, las frutas nos ayudan a prevenir distintas enfermedades como problemas cardiovasculares, trastornos digestivos, algunos tipos de cáncer y enfermedades neurodegenerativas, además de colaborar en la lucha contra el sobrepeso y la obesidad.

Son dulces, sabrosas, tienen pocas calorías y prácticamente nada de grasas saturadas

Las frutas nos producen sensación de saciedad por su contenido de fibra, así evitarás estar picoteando todo el día. Además, su fibra nos ayuda a regular el tránsito intestinal y evitar el estreñimiento.

VERDURAS, ellas al igual que las frutas tienen como nutrientes vitaminas, minerales, enzimas que facilitan nuestro proceso digestivo pero sobre todo aportan los nutrientes indispensables para nuestra buena salud, recordemos la importancia de los minerales y la energía que estos alimentos han tomado del suelo y del sol.

Los vegetales y hortalizas son ricos en potasio y ayudan a eliminar la retención de líquidos, propia de los alimentos ricos en sodio.

Los vegetales son además ricos en:
Grasas y calorías. ...
Minerales.
Vitaminas, fibras y antioxidantes.

PROTEÍNAS: es el tercer grupo de alimentos que considero son los grupos de alimentos necesarios y vitales en nuestras dietas, pero excluyendo carnes rojas, ganado vacuno y cerdo, y permitiéndonos en estos alimentos el consumo de aves, peces y huevos, tratando en lo posible que los huevos sean de gallinas de corral, sabemos del daño causado por el hombre al orden de la naturaleza. Por esto algunos de ustedes dirán que el pollo está cargado de hormonas, y los peces contaminados con mercurio, así es, no hay manera de desvirtuarlo por esta razón quien pueda tener una dieta libre de aves, peces y huevos, puede hacerlo, en mi caso yo los consumo a sabiendas de sus contenidos tóxicos. Pero debemos recordar que en este libro hemos aprendido a hidratarnos, a consumir por lo menos dos litros de agua con sal marina al gusto y sin procesar, esto nos ayuda a limpiar nuestras células, y a evitar estancamientos indeseables.

Las proteínas son sustancias orgánicas, que se componen de nitrógeno y también, oxígeno, y carbono.

Las proteínas son las biomoléculas más importantes, son el constituyente fundamental del citoplasma de la célula.

Las proteínas son los elementos estructurales de los tejidos del cuerpo.

Las proteínas se componen de aminoácidos.

Las proteínas dan calor y energía al cuerpo y también ayudan en la construcción y reparación.

Solamente pequeñas cantidades de proteínas se almacenan en el cuerpo, ya que pueden ser utilizadas rápidamente bajo demanda.

Las proteínas son consideradas como los ladrillos, que conforman los huesos, músculos, cabello y otras partes del cuerpo.

Los anticuerpos, la hemoglobina de la sangre están conformadas por proteínas.

CAPÍTULO 8.
OBESIDAD.

He decidido incluir este capítulo, por la importancia directa que tiene el tema con relación a nuestra buena salud, este problema se debe única y exclusivamente a que nosotros los seres humanos hemos creado esta epidemia y también hemos creado unas soluciones, no ideales, cirugías, y miles de dietas.

Este problema se debe básicamente a los dos aspectos tratados en esta obra, deshidratación y alimentación.

Observemos por unos instantes la naturaleza y contemplemos las fieras salvajes, bueno si no las tienes a tu alcance, muy seguramente has visto programas de televisión donde podemos ver manadas de leones, de tigres, de fieras que viven de manera natural. Puedo apostar que jamás, pero jamás, has podido ver, en uno de esos programas, a un león obeso corriendo detrás de su presa, jamás has podido ver a un tigre cansado por el exceso de kilos, eso tiene una explicación simple, los animales en la naturaleza comen únicamente el tipo de alimento que fue diseñado por el creador para cada una de las especies.

Contemplemos otro aspecto, los animales no cambian sus alimentos, a menos que el hombre intervenga, a nosotros nos pueden encantar las fresas con crema, pero te aseguro, que si se las brindas a una vaca no las va a comer, tampoco lo hará un león. Esta es la razón por la cual los animales no son obesos, porque comen lo que deben comer.

Ellos, los animales, parecen dotados de una inteligencia adicional, a la que comúnmente llamamos instinto, pero los animales saben que es conveniente para ellos, un perro habitualmente no come hierbas pero cuando él sabe que está lleno de parásitos, busca la hierba que sirve para desparasitarse y la mastica.

Nosotros, somos corona de la creación, con una mente superior, con gustos refinados, pero sobre todo con una capacidad única sobre todas las especies, tenemos la capacidad de elegir y decidir, se nos ha dado esa capacidad y libertad, y no se nos programó como al resto de animales a consumir una dieta exclusiva para nuestra especie.

Esto nos ha llevado a producir el azúcar, materia refinada que es un veneno, pero que a nuestro paladar resulta exquisito e irresistible, nos ha llevado a refinar las harinas, hemos aprendido a cocer nuestros alimentos, hemos creado bebidas carbonatadas que satisfacen nuestro paladar, pero perjudican nuestra salud.

En resumen el hombre ha creado un problema llamado obesidad, simplemente por comer lo que no debe comer, en esta obra hablamos de alimentos chatarra, llenos de químicos, este es un grupo de alimentos que debemos evitar, las carnes rojas de res y cerdo, son otro elemento nocivo, voy por esta razón a hablar de un grupo de alimentos de los que no hablamos en paginas anteriores y que están dentro del grupo a evitar para mantener nuestro peso ideal se trata de las harinas refinadas, esto es carbohidratos y del gluten contenido en estos.

Hablamos de harinas refinadas cuando nos referimos a aquellos granos enteros que han sido sometidos a un procesamiento industrial con la finalidad de volver más fina su partícula, más digerible y por ello, han perdido gran parte de su fibra así como de su calidad nutricional.

Las harinas refinadas se digieren fácilmente en comparación con el grano entero que le dio origen, por ello, estas y sus derivados son alimentos de alto índice glucémico lo que indica que su consumo eleva rápidamente la glucosa en nuestra sangre.

La ingesta frecuente de este tipo de alimentos de alto índice glucémico puede inducir cambios metabólicos en nuestro cuerpo que generan entre otras cosas, mayor riesgo de sufrir cardiopatías, obesidad, diabetes, cáncer, e infertilidad, como lo ha señalado la Escuela de Salud Pública de Harvard.

Por otra parte están las harinas integrales, conservan sus componentes originales. La harina integral conserva el pericarpio, la cascarilla del grano, conocida comúnmente como "salvado", el germen y el endospermo.

Otro elemento adicional contenido en este tipo de harinas refinadas es el gluten.

QUÉ ES EL GLUTEN: EFECTOS SOBRE LA SALUD.

Como he venido afirmando desde el inicio de esta obra, obedecemos a un diseño perfecto, en ese diseño hemos sido programados para que nuestro alimento sean las hojas verdes y las frutas por tal razón nuestros intestinos están diseñados para consumir este tipo de alimento, y nuestros intestinos no son capaces de degradar el gluten.

A pesar de este condicionamiento en nuestro diseño, el ser humano consume gluten, y algunas personas pueden tolerar esta proteína y también eliminarla parcialmente de sus cuerpos, sin embargo no hay un solo ser humano capaz de digerirlo completamente.

Nuestro organismo segrega enzimas digestivas encargadas de romper o descomponer o degradar las proteínas, en péptidos, estas enzimas son conocidas como proteasas, este proceso nos permite asimilar los componentes de las proteínas, pero en el caso del gluten ninguna de las enzimas producidas por nuestro organismo es capaz de degradarlo. Al no degradarse vamos a tener proteínas no naturales o priones, en nuestro torrente sanguíneo, que son aquellos péptidos no digeribles que pueden estimular nuestro sistema inmune, exacerbándolo y provocando un estado de hipersensibilidad y predisposición a las alergias.

Nuestro organismo es perfecto y reacciona a sustancias extrañas, por esta razón puede percibir al gluten como una sustancia extraña y peligrosa, provocando también liberación de prostaglandinas, favoreciendo en esta reacción los procesos inflamatorios, por eso debemos estar conscientes de que el gluten es un alimento que estresa y altera nuestro metabolismo natural.

Entre otros problemas causados por el gluten tenemos que aumenta el apetito, haciendo que comamos mas, debido a su contenido de sustancias opiáceas, favoreciendo así el camino a la obesidad, aumenta la percepción del dolor, el gluten nos inflama, nos altera la permeabilidad intestinal permitiendo que a nuestro torrente sanguíneo lleguen moléculas de gran tamaño, esto provoca una respuesta del sistema inmune, para atacar a esos priones intrusos, un sistema inmune alterado finalmente se vuelve en nuestra contra, produciendo lo que conocemos como enfermedades auto inmunes.

El gluten produce unos efectos metabólicos que favorecen la obesidad, por esta razón debemos evitar el consumo de pan blanco, el consumo de trigo y todos sus subproductos, cebada, centeno, avena, porque vamos a alterar con este tipo de alimentos nuestro sistema inmune, vamos a padecer procesos inflamatorios que causan dolor.

El titulo de esta obra te promete una vida sin dolores, pero esto depende de ti amigo lector, mi misión es informarte, contarte algunas cosas que posiblemente ignoras, pero la acción debes ponerla tú para mejorar tu salud y liberarte de procesos inflamatorios y de dolores que atormentan tu vida. Tu buena salud depende exclusivamente de ti, no la pongas en manos ajenas.

Continuemos con el tema, el cuerpo al tener sustancias extrañas que han atravesado la barrera intestinal, reacciona como si estuviese en una situación de peligro y decide que debe mantener sus fuentes de energía disponibles, para esto ralentiza el metabolismo con lo que logra quemar menos calorías, y se dedica a almacenar grasas favoreciendo la obesidad.

El gluten es lo que conocemos como engrudo, cuando necesitamos un pegante para papel y no tenemos otro recurso a la mano utilizamos harina de trigo disuelta en agua y la colocamos al fuego, para obtener un pegante que llamamos engrudo, esa sustancia pegajosa es el gluten, que por su naturaleza pegajosa, se adhiere a las paredes de nuestros intestinos, es muy perjudicial que el gluten se adhiera a nuestro intestino delgado porque en esa superficie del endotelio intestinal tenemos unas vellosidades que son los folículos linfáticos, estos pierden motilidad e incluso pueden ser completamente empastados por esta sustancia pegajosa, disminuyendo la capacidad de absorber los nutrientes de los alimentos que digerimos. Este mismo efecto descrito aquí lo produce el consumir leche de vaca, su proteína es la caseína láctea, esta caseína es igual de pegajosa al gluten, la evidenciamos cuando hemos hervido la leche y tenemos que lavar la olla usada, esa olla en sus paredes tiene una capa de grasa pegajosa que es difícil de desprender, es esa la capa con la que se forra el interior de nuestro intestino.

La palabra gluten tiene una raíz etimológica que es usada también en el idioma inglés "GLUE" pegante. En español engrudo.

ALIMENTOS RICOS EN GLUTEN

El trigo
El centeno
La cebada
El triticale este es un cereal creado por el cruce de trigo y centeno.

Estos son los granos o cereales, pero de ellos se producen subproductos que utilizan como ingrediente a estos cereales, por lo tanto esos productos contienen gluten porque tienen como ingredientes agregados las harinas de estos granos, como ejemplo tenemos la salsa curry que lleva gluten, bueno pero ya vimos en el capítulo de alimentos chatarra que todos los alimentos o productos procesados por el hombre y que salen de una fabrican son alimentos que no debemos consumir.

El trigo es el más señalado como principal causante de problemas con el gluten, por su presencia en la dieta, por la variedad de productos fabricados utilizando como base principal harina de trigo, pero recordemos que abordamos el tema de los alimentos transgénicos y vimos como mas del 90% del trigo producido en nuestro planeta es un trigo manipulado genéticamente, lo cual agrava aún más el perjuicio que este cereal representa para nuestra salud.

Bueno a continuación tenemos una lista de productos fabricados utilizando como ingrediente principal los cereales ricos en gluten, por favor evite estos alimentos para que logre una vida saludable.

Pasta (todo tipo de fideos, macarrones, espaguetis, etc.)
Pan
Tortillas de harina
Galletas
Muffins
Bollos de pan
Pasteles
Cereales
Galletas integrales
Cerveza
Avena
Salsa de jugo de carne
Aliños
Salsas (ketchup)
Cubitos para sopa
Pan rayado
Alimentos fritos
Embutidos como el hot dog
Malta
Caramelos
Snacks como patatas fritas
Aliños para ensalada artificiales
Salsa de soya
Obleas de comunión
Estevia
La gran mayoría de chocolates con azúcar
Café en cápsulas

Gelatinas
Curry
Leche o yogurt en polvo
Margarinas
Quesos tratados
Helados
Frutas deshidratadas
Verduras precocinadas y deshidratadas

Los alimentos que con mayor frecuencia generan reacciones con el trigo son:

Los lácteos
La avena
El mijo
La soja.

CONCLUSIONES

El trigo es un alimento moderno y al que se le ha manipulado genéticamente y los seres humanos adaptados al orden natural, no nos hemos adaptado a esta manipulación, y creo que jamás podamos hacerlo.

El consumir este trigo moderno nos ha hecho engordar, aumentando los depósitos de grasa, y elevando nuestros niveles de glucosa en sangre y estar más deprimidos que nunca.

Son tantos los efectos negativos que tiene el trigo sobre nuestra fisiología que muy seguramente he dejado de escribir sobre algunos otros tópicos, pero con los ya descritos es suficiente para que adquiramos conciencia acerca de este tema.

El gluten tiene alta ubicuidad por lo que está presente en una gran cantidad de comidas. Para evitarlo, es importante revisar la etiqueta de cada producto que consumas y ver sus componentes. O seguir mi recomendación de comer alimentos naturales, alimentos de verdad y no productos manufacturados por el hombre esto es alimentos chatarra.

Si tu problema es la obesidad, puedes tener la certeza que con los consejos que he compartido en este libro, puedes lograr el objetivo de bajar de peso, para ello debes seguir al pie de la letra las recomendaciones dadas en el capítulo 4, eliminar las harinas refinadas, o harinas blancas de tu dieta, aumentar el consumo de frutas y verduras, también debes evitar el azúcar, y elegir como endulzante la miel de abeja o la melaza.

En asocio con la obesidad esta la diabetes, la hipertensión, la hiper colesterolemia, la depresión, el deseo por el alcohol, los dolores de articulaciones, dolores de espalda, las enfermedades auto inmunes, de manera que si pones en práctica los consejos de estos dos capítulos, 4 agua y deshidratación y 7 los alimentos, vas a lograr unos resultados sorprendentes de los que me gustaría saber, puedes contarme de tus resultados escribiendo a mi correo electrónico drpacificoescobar@gmail.com.

CAPÍTULO 9.
SUPLEMENTOS

Espero que la lectura haya sido de provecho y que alguna o varias de las recomendaciones resulten prácticas para sus vidas, quiero ahora en este capítulo hablar un poco acerca de un suplemento que es de alta tecnología, biotecnología, que es increíble y mejora la expresión genética de 5 genes que se traducen en nuestro cuerpo en los siguientes beneficios.

1.	Mejora la salud de nuestro sistema inmune.
2.	Ayuda a mantener saludable nuestra respuesta inflamatoria.
3.	Ayuda a mantener saludable nuestra salud cardiovascular, manteniendo además la elasticidad de venas y arterias.
4.	Mejora la salud intestinal y la producción de enzimas digestivas.
5.	Modula el balance hormonal para darnos vitalidad y bienestar.

Se trata de un suplemento que es maravilloso para la salud, permite generar ingresos adicionales, a los obtenidos por nuestros trabajos

Sistema de distribución multinivel, que permite realizar un negocio globalizado, que hace presencia en América, Europa, Asia, y nos permite ayudar a las personas con problemas de salud a que la recuperen pero también ayudar a que la economía de esas personas sea saludable, te aseguro que se puede obtener muy buen ingreso por ayudar a otros

Hago esta introducción directa, para que si te interesa este tema continúes leyendo más acerca del producto

También tengo como propósito al contarte de esta oportunidad, invitarte a que hagas parte de mi equipo, actualmente tengo el rango de ejecutivo plata, lo cual significa que he podido ayudar a más de 100 personas.

Espero tener el honor de tenerte como integrante de mi equipo sin importar el país en que te encuentres, te dejo ahora si con la información relacionada con este maravilloso producto.

La Tecnología de las moléculas de señalización redox se encuentran, por primera vez en venta en el mercado en sus 2 formas variables.

ASEA es un descubrimiento importante en tecnología y ciencia que tomó más de 18 años de investigaciones, es el desarrollo de un producto que marcará una nueva era en la salud humana. ASEA ha logrado hacer posible lo imposible, estabilizar en líquido moléculas de señalización redox; invirtiendo elevadas sumas de dinero ha logrado hacer realidad lo que los científicos de todo el mundo han estado buscando por décadas: estabilizar los señalizadores redox.

ASEA en suplemento líquido, es el producto estrella y RENU 28, es un revitalizador en forma de gel para la piel de todo el cuerpo.

Aprovechando la ciencia de ASEA y ofreciendo por primera vez al mercado productos que utilizan moléculas de señalización redox, que son naturales en el cuerpo humano y mejoran las funciones vitales celulares. La tecnología patentada de señalización redox aumenta la renovación y el proceso de comunicación celular, dicho proceso mejora la salud total del cuerpo y permite a cada sistema del cuerpo funcionar mejor.

Fundada en 2010, ASEA opera en los Estados Unidos y se encuentra en 32 mercados internacionales.

Los señalizadores redox son un producto de investigación en todas las áreas de la ciencia, y ASEA ha logrado crear una categoría completamente única que ningún otro producto podría compararse y competir.

En las universidades, cientos de proyectos, artículos, libros y conferencias se dedican y enfocan en las investigaciones de la regulación redox dentro del cuerpo humano.

ASEA cuenta con numerosas patentes que garantizan la protección absoluta de su proceso exclusivo; por consiguiente, no lo encontraremos en ningún pasillo del supermercado con otro nombre, ¡no hay competencia!

Esto significa que por muchos años ASEA seguirá siendo la única fuente disponible de moléculas de señalización redox en el mundo, ¡no hay nada igual o parecido en el mercado!

ASEA Y SUS VENTAJAS.

Las moléculas de señalización redox son las responsables del amplio orden en las funciones celulares del cuerpo que son esenciales para la comunicación celular, también conocidas como señales redox. Las células deben comunicarse con sus células vecinas para su convivencia en colonias, estas se unen para formar tejidos y órganos; y sin esta constante producción de moléculas de señalización redox las células no podrían vivir esto las hace fundamentales para la salud.

ASEA es de uso simple puesto que es una bebida que se ingiere oralmente; y generalmente, un adulto toma 2 onzas, dos veces al día.

El éxito de un producto o compañía dependerá siempre de una fuerte combinación de tres elementos indispensables:

Primero, ser diferente y único, hasta el momento no hay otro producto de moléculas en el mundo;

Segundo, debe ser sostenible, el producto es sostenible porque todos lo necesitamos, incluso quien se encuentre en óptimo estado de salud, pues vamos a prevenir enfermedades futuras, por lo tanto es un producto consumible;

Tercero, debe brindar ventajas y beneficios al consumidor, estos beneficios son experimentados por los nuevos asociados quienes por su bondad continúan consumiéndolo, ASEA cuenta con numerosas patentes que garantizan la protección absoluta de su proceso exclusivo. ASEA reúne cada uno de estos tres indispensables elementos.

ASEA ES UNO DE LOS PRODUCTOS MÁS SEGUROS EN EL MUNDO.

No existe nada más seguro sobre el planeta para el cuerpo humano que el producto ASEA, es más seguro que el agua potable, mineral o alcalina. ASEA ha gastado más de $5 millones de dólares en investigación científica y pruebas clínicas; y todos los resultados demostraron que es seguro y efectivo para todos los tejidos, órganos y sistemas del cuerpo. Los estudios incluyeron pruebas para determinar efectos adversos, como endotoxicidad, citotoxicidad, genotoxicidad, mutación inversa, aberraciones cromosómicas y toxicidad aguda.

En el mundo de los suplementos dietéticos, es prácticamente inusual hacer pruebas rigurosas de un producto terminado. ¿Por qué? ¡Porque es muy costoso! No todos están dispuestos a invertir 5 millones de dólares o más en estudios de bioseguridad.

ASEA, el suplemento redox es un producto de salud fundamental que genera un impacto positivo en la salud celular de cualquier sistema del cuerpo.

¿Quiénes utilizan ASEA?

ASEA está cambiando la vida de muchas personas en el mundo, desde los atletas que tienen una buena salud y excelente condición física, que están en busca de mejorar su rendimiento y resistencia, así como de personas que se imponen desafíos, hasta aquellos que no son atletas profesionales, pero que tratan de hacer ejercicio dentro de una rutina diaria de trabajo buscando un poco de tiempo para mantenerse sanos y activos.

Honestamente, ASEA ayuda a mejorar la calidad de vida sin importar la edad o condición, es el descubrimiento científico que ayudará a mejorar la calidad de vida, sin importar cuál sea su caso todos podemos beneficiarnos con ASEA.

ASEA contrató los servicios de un prestigioso laboratorio especializado en certificación para que pudiera monitorear la calidad del proceso de fabricación y dar validez científica a la naturaleza del producto.

Este laboratorio se especializa en bioanálisis molecular, trabaja para las compañías farmacéuticas y de biotecnología, tiene su sede de investigaciones en los Estados Unidos; y es un líder global en servicios para laboratorios farmacéuticos, quienes lo contratan para el desarrollo, la optimización y realización de pruebas bioanalíticas, validación de terceros, apoyo a los descubrimientos en farmacéutica, desarrollo y fabricación de productos, preclínicos y clínicos.

En el 2015, ASEA se asoció con este laboratorio reconocido para trabajar con los equipos de producción, para controlar la calidad del proceso de producción y dar validez científica de la naturaleza de los productos. Este proceso ayuda a asegurar y avalar científicamente que cada producto elaborado es de la más alta calidad y eficacia.

ASEA suplemento REDOX es un suplemento que contiene moléculas de señalización, estas moléculas son nativas de nuestro organismo, sin ellas no hay vida, son producidas al interior de nuestras células, son vitales para el sistema inmune y los mecanismos de reparación celular.

Un adecuado suministro de señalizadores Redox permiten activar y restaurar numerosos procesos vitales.

Nos permiten vivir saludables, retardar el envejecimiento, sanar heridas, quemaduras de manera mucho más rápida, capacita al cuerpo para auto repararse.

Laboratorios Taueret en Salt Lake City es un laboratorio que se dedica a la investigación en genética médica, este laboratorio realizó una investigación al producto ASEA REDOX enfocando la investigación en los efectos en la activación de los genes humanos.

El estudio se desarrolló durante ocho semanas y fue revisado y aprobado por la empresa Quorum Review asegurando la integridad ética, seguridad, y control de la investigación. Se trató de un estudio doble ciego aleatorio con grupo placebo y grupo de control.

Participaron 60 personas divididas en tres grupos 25 en el grupo activo, (ASEA REDOX) 25 en el grupo placebo (solución salina) y 10 personas en el grupo control (no bebieron ni asea ni solución salina). Es importante anotar que la solución salina es la misma utilizada para fabricar el producto ASEA REDOX.

Del total de participantes 41% fueron hombres, 59% fueron mujeres. La edad media fue 35 años, cada participante bebió 4 onzas de ASEA y/o placebo dos veces por día.

Las ocho semanas de estudio mostraron como conclusión que entre un 20% a un 31% de incremento en la de expresión genética en cinco genes involucrados en la señalización. Estos genes son claves en la salud y juegan un rol vital en cinco aéreas y docenas de vías o caminos genéticos.

Las cinco aéreas de expresión genética mejorada con el suplemento ASEA REDOX son:

Activa el sistema inmune de manera natural

Activa la salud vascular manteniendo la elasticidad y reduciendo enfermedades del corazón.

Potencial beneficio en la salud digestiva incrementando la producción de enzimas y limitando la indigestión

Activa las vías de activación de hormonas

Reducción en inflamación, mejorando la inmuno tolerancia.

Cada botella del producto contiene la información de estas cinco aéreas de la salud que se mejoran, están impresas en su etiqueta respaldada por el estudio científico, no he visto otro producto como este.

Como puede usted beneficiarse de esta tecnología? Además de ser un beneficio para la salud también se puede convertir en una oportunidad de generar ingresos, por eso usted elige si lo compra como asociado, esto es con la posibilidad de recomendarlo y generar ingresos extras, o simplemente decide probarlo y se inscribe como cliente preferente, te invito a que te des la oportunidad de probarlo, para ello puedes unirte mediante el siguiente enlace.

Drpacificoescobar.teamasea.com

Estaré encantado de tenerte en mi equipo trabajando juntos para mejorar la calidad de vida de muchas personas que padecen dolor y sufrimiento, si te gusta ayudar a otros esto es un regalo para ti.

CAPÍTULO 10.
ACERCA DEL AUTOR

El doctor Pacifico Escobar desarrolla su actividad profesional en la ciudad de Bogotá, Colombia, formado como doctor en naturopatía en los Estados Unidos de América, en Trinity School of Natural Health, con sede en el estado de Indiana, formado como médico en homeopatía en Insuhtenven institución adjunta a la Universidad de ciencias médicas de Colombo, Sri Lanka.

El Dr. Escobar participó como ponente en el 51º Congreso Mundial de Medicinas Integrativas. En su conferencia compartió los recursos terapéuticos que usa en su práctica y que tuvo lugar el 23 de noviembre de 2013 en el Salón A. del centro de Convenciones Bandaranaike en Colombo Sri Lanka

Su capacidad de intuición e investigación lo transformó en un hombre lleno de conocimiento que, aplicado en su práctica diaria, produce resultados increíbles en la recuperación de sus pacientes.

Él es un distribuidor independiente de ASEA, actualmente posee el rango de Ejecutivo de la Plata, visitó la fábrica de producción de Asea en Salt Lake City a finales de 2017, en donde pudo comprobar el altísimo nivel tecnológico y científico de su planta de producción.

Ahora él se está lanzando en esta nueva faceta como autor en la que espera cosechar muchos triunfos y aspira que sus obras sean acogidas por quienes leen este trabajo.

Espera de corazón que usted pueda beneficiarse de todas las enseñanzas plasmadas en este título .

BIBLIOGRAFÍA

EL PLASMA DE QUINTON
EL AGUA DE MAR, NUESTRO MEDIO INTERNO. (3ª EDICIÓN)
ANDRÉ MAHÉ

COWSPIRACY A.U.M. FILMS

ES FÁCIL PERDER PESO SI SABES COMO
ALLEN KARR

YOUR BODY'S MANY CRIES FOR WATER
FEREYDOON BATMANGHELDJ M.D

OBESITY CANCER AND DEPRESSION THEIR COMMON CAUSE AND
NATURAL CURE
FEREYDOON BATMANGHELDJ M.D

HTTPS://SMARTKLEANBLOG.WORDPRESS.COM/2011/07/25/COMO-EVITAR-
PLASTICOS-TOXICOS/

HTTPS://ES.WIKIPEDIA.ORG/WIKI/SUELO

HTTPS://ACTUALIDAD.RT.COM/CIENCIAS/VIEW/54082-ASTRONOMOS-
ESTABLECEN-DISTANCIA-EXACTA-TIERRA-SOL

HTTP://WWW.ECOTICIAS.COM/RESIDUOS-RECICLAJE/99190/PLASTICO-
LIBERA-SUSTANCIAS-TÓXICAS

HTTPS://SMARTKLEANBLOG.WORDPRESS.COM/2011/07/25/COMO-EVITAR-
PLASTICOS-TOXICOS/

HTTPS://PT.WIKIPEDIA.ORG/WIKI/AGROT%C3%B3XICO

HTTPS://NUTRICIONSINMAS.COM/GRASAS-TRANS/

HTTPS://WWW.DSALUD.COM/

www.ingramcontent.com/pod-product-compliance
Lightning Source LLC
Chambersburg PA
CBHW070852280326
41934CB00008B/1411